肿瘤疾病诊治与病理诊断

ZHONGLIU JIBING ZHENZHI YU
BINGLI ZHENDUAN

梁雅静　曲华君　孔祥硕　赵　虹　主编

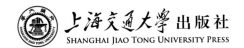

上海交通大学出版社
SHANGHAI JIAO TONG UNIVERSITY PRESS

内容提要

　　本书从临床工作的实际出发,力求用最简洁的方式介绍常见恶性肿瘤的治疗方案,同时向读者展示肿瘤领域的最新进展;文中分别从发病率、发病原因、病理表现、临床表现、检查诊断、鉴别诊断、治疗方法、研究进展、预防等方面描述了各系统的良性、恶性肿瘤。本书有助于临床医师对疾病做出准确的诊断和治疗,对各级临床专业医师、医学院校的师生等具有较高的参考价值,适合作为肿瘤研究领域的科学工作者、大学教师及广大医务工作者的参考用书。

图书在版编目(CIP)数据

　　肿瘤疾病诊治与病理诊断 / 梁雅静等主编. --上海 :
上海交通大学出版社,2022.6
　　ISBN 978-7-313-26484-8

　　Ⅰ. ①肿… Ⅱ. ①梁… Ⅲ. ①肿瘤—诊疗②肿瘤—病
理学—诊断 Ⅳ. ①R73

　　中国版本图书馆CIP数据核字(2022)第165012号

肿瘤疾病诊治与病理诊断
ZHONGLIU JIBING ZHENZHI YU BINGLI ZHENDUAN

主　　编:梁雅静　曲华君　孔祥硕　赵　虹
出版发行:上海交通大学出版社　　　　　　地　　址:上海市番禺路951号
邮政编码:200030　　　　　　　　　　　　电　　话:021-64071208
印　　制:广东虎彩云印刷有限公司
开　　本:710mm×1000mm 1/16　　　　　经　　销:全国新华书店
字　　数:217千字　　　　　　　　　　　　印　　张:12.5
版　　次:2022年6月第1版　　　　　　　　插　　页:2
书　　号:ISBN 978-7-313-26484-8　　　　 印　　次:2022年6月第1次印刷
定　　价:198.00元

编委会

◎ 主　编

　　梁雅静（山东省日照市中医医院）

　　曲华君（山东省烟台市毓璜顶医院）

　　孔祥硕（山东省烟台市毓璜顶医院）

　　赵　虹（山东省德州市立医院）

◎ 副主编

　　邢会学（山东省莒县人民医院）

　　王镜辉（贵州中医药大学第一附属医院）

　　魏　微（湖北省襄阳市中心医院/湖北文理学院附属医院）

　　尚学彬（河南中医药大学第三附属医院）

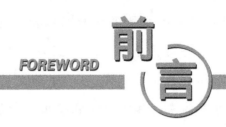

FOREWORD 前言

　　我国曾将癌症的早期发现、早期诊断及早期治疗作为提高癌症患者5年生存率及降低病死率的主要策略之一,逐步扭转了我国医院以治疗中晚期癌症患者为主的状况,提高了癌症防治资源的利用效率。

　　尽管目前我们对癌症的病因与发病机制尚未完全认识清楚,但经过多年来中外科学家的共同努力,已对不少恶性肿瘤的来龙去脉和影响其发生、发展的危险因素认识越来越清楚。不少研究资料表明,恶性肿瘤中大约15%是由内因即遗传基因决定的,目前尚难加以很好控制,而另外80%左右则是由外因决定的,包括不良的生活方式和不良的生活环境等。针对这些外因,人们可以通过自身的努力去避免它、杜绝它或改变它。由此可见,摆在我国肿瘤界同仁面前的任务仍十分艰巨,不但要动员全社会改变不良生活习惯、控制环境污染、减少恶性肿瘤发生,还要大力宣传防治肿瘤的科普知识,帮助广大人民群众提高认识,更好地正确面对这一疾病,并与医务人员共同战胜恶性肿瘤。在这种背景下,社会将会需要更多的肿瘤科医师对肿瘤患者提供帮助,因此,我们组织相关专家编写了本书。

　　本书共分6章,详细介绍了肿瘤的发病机制、病理诊断、介入治疗,并且详细讲述了临床各系统常见肿瘤的发病原因、临床表现、检查方法、诊断、治疗方法等内容。本书内容丰富、科学实用,有较强的实践操作性,适合青年医师、初期从医人员,还适合肿瘤患者及其家属阅读。

为了使临床一线医师能够了解最新的诊疗方案,为患者提供更精准的治疗,我们邀请了全国肿瘤学知名专家对本书进行了编撰。在全书的编撰过程中,秉承尽量精简的风格,以短小篇幅提供尽可能详尽的临床用药方案,并对各方案的来源和重要注意事项进行解释说明,使读者更加易于理解。本书的不断完善,离不开读者的支持和建议,如有不足之处,欢迎指正。

《肿瘤疾病诊治与病理诊断》编委会

2021 年 10 月

CONTENTS 目录

第一章　肿瘤的发病机制

第一节　化学、放射致癌

一、化学致癌

人们认识化学物致癌是从观察特殊职业人群的肿瘤发病率开始的,早期发现伦敦扫烟囱工人患阴囊皮肤癌以及化学和橡胶厂工人患膀胱癌的发生率明显增加。20 世纪初,日本学者通过煤焦油涂擦兔耳的实验,首次证实了化学物质的致癌作用。进一步研究发现,化学致癌物与 DNA 结合是化学致癌的关键。目前研究表明,不良居住环境和生活方式的长期暴露是人类癌症发生风险的主要决定因素;而宿主患癌风险高低与自身的遗传易感性密切相关,这主要决定于机体对致癌物的代谢能力,DNA 修复能力以及对肿瘤促进剂的反应等。

(一)化学致癌物

1.化学致癌物的概念

化学致癌物是指所有能引发癌症的化学物质,有直接致癌物、间接致癌物和促癌物 3 种。

直接致癌物是指进入机体后能与体内细胞直接作用,并且不需代谢就能诱导细胞癌变的化学致癌物;间接致癌物是指化学物质进入机体后需经代谢活化后才具有致癌作用的致癌物。单独遭受促癌物暴露无致癌作用,但它能促进其他致癌物诱发细胞癌变。

化学致癌是一个多步骤的过程。虽然小部分化学致癌物具有直接致癌活性,但大部分需经人体的代谢活化而获得致癌活性,或是通过代谢减毒而失去致癌作用。

2.化学致癌物的代谢活化

在化学致癌物中,仅少部分有直接致癌作用,大部分化学致癌物属间接致癌物,需通过细胞色素 P450 或其他酶代谢活化为最终致癌物。这一过程从进化学角度讲,就是原本用来清除体内异源性化学物的代谢反应,却导致了致癌物的代谢活化,这些被活化的最终致癌物能结合甚至改变 DNA。

代谢酶类是致癌物在体内代谢转归的关键。以经典的化学致癌物芳香胺类的代谢为例,首先通过 CYP1A2 的 N-氧化反应,其产物 N-羟化-芳香胺与 DNA 的反应一方面可直接被酸催化,另一方面也可通过乙酰辅酶 A 依赖的乙酰化作用途径催化转变为芳香酰胺,再经一系列酶反应形成最终致癌物。

乙酰化作用的表型在人群中变异很大,具有快速的乙酰化表型的个体有患结肠癌的高风险,而具有慢速的乙酰化表型的个体则患膀胱癌的风险增加。

3.DNA 加合物的形成

最终致癌物能与大分子、核内或线粒体内的 DNA 形成共价的加合物称为 DNA 加合物或基因毒致癌物。动物实验显示,最终致癌物形成 DNA 加合物的能力与诱导肿瘤形成的能力有明显的正相关关系。DNA 加合物在这一过程中的作用通常具有如下特点。

(1)DNA 加合物可以将烷基、芳基转移到 DNA 碱基的特定位点。烷化剂和芳基烷化剂主要包括 N 亚硝基化合物、脂肪族环氧化物、黄曲霉毒素类、多环芳香烃类和其他矿物和植物质的燃烧产物。

(2)DNA 加合物与 DNA 的相互作用具有一定的选择性,不同物质会选择性作用于嘌呤或嘧啶。

(3)由化学致癌物到 DNA 加合物,并最终导致 DNA 突变这一进程,主要决定于致癌物靶向的核苷酸序列、宿主细胞以及选择性的 DNA 修复过程。

(二)化学致癌的多步骤过程

目前研究将癌发生分为 4 个步骤:肿瘤启动、肿瘤促进、恶性转化、肿瘤进展。

1.肿瘤启动

化学致癌物与 DNA 相互作用导致基因改变的过程,叫作肿瘤启动。发生了肿瘤启动的细胞就具有向恶性细胞转变的风险。肿瘤启动一般从不可逆的基因损伤开始。化学致癌物通过对 DNA 分子结构的修饰引起遗传基因错误,导致其在 DNA 合成期间突变。最常见的是,化学致癌物的某一功能基团与 DNA 中的一个核苷酸结合形成了 DNA 加合物。这种致癌物 DNA 加合物的形成是化学致癌理论的中心环节,被认为是肿瘤发生的一个必需条件和细胞恶性转化的启动事件。

2.肿瘤促进

肿瘤促进主要指启动细胞的选择性克隆扩增进程,这种选择性的克隆生长优势又形成了前肿瘤细胞团集点。由于细胞分裂率与突变率呈正相关关系,因此,这些启动细胞的克隆扩增就有进一步基因改变和恶性转化的风险。肿瘤促进剂无须代谢激活就能发挥其生物学活性,其作用的结果,一方面是增加了组织对致癌物的敏感性,另一方面是促进扩增启动细胞的数量,缩短肿瘤形成的潜伏期。

兼具肿瘤启动和促进作用的化学物质或因子叫作全致癌物,如3,4-苯并芘和4-氨基联苯。巴豆油是一种广泛用于小鼠皮肤癌模型的肿瘤促进剂。

3.恶性转化

恶性转化是一种前肿瘤细胞转变为表达恶性表型细胞的过程。在这一过程中,肿瘤促进剂给予的频次可能比总剂量更为重要。如果在细胞恶性转化发生前停止给予肿瘤促进剂,那么这种前恶性或者良性损害可能消退。启动细胞数量的增多以及肿瘤促进剂导致的细胞分裂加快,增加了这些细胞恶性转化的风险。

某些时候或在一定条件下,DNA合成的不精确会导致进一步的基因改变。积累的基因改变结果会极大地增加前肿瘤细胞恶性转化的概率。

4.肿瘤进展

肿瘤进展包括恶性表型的表达和恶性细胞获得更多侵袭性特征的过程,转移还涉及了肿瘤细胞分泌蛋白酶的能力。

恶性表型的一个显著特征是基因组不稳定性和细胞无控制生长的趋势。在这一过程中,可能发生进一步的基因改变,包括再次的原癌基因的激活和抑癌基因的功能失活等。原癌基因的激活可由点突变,基因过度表达,染色体片段扩增等引起。抑癌基因的功能失活可由一个等位基因的点突变加上第二个等位基因的缺失、重组或染色体不分离等引起。这些改变均赋予细胞生长优势和侵袭的能力,最终转移播散。

这一演进过程中,决定因素是突变的累加而不是突变的顺序或其中的某一阶段。

(三)化学致癌物与遗传物质的相互作用及遗传易感性

基因-环境相互作用的概念是人类化学致癌的理论基石。宿主相关基因的变异决定了不同个体对化学致癌易感性的差异。个体间蛋白的功能多态性在化学致癌过程中起到了重要作用,这些蛋白包括激活或去除外源化学物的酶,修复DNA损伤的酶,激活磷酸化级联反应的表面受体以及细胞周期调控蛋白等。这些个体差异可使接触相同化学致癌物的不同个体表现出明显不同的结果。

1.致癌物代谢的差异

当化学物质进入机体的代谢系统后,会被代谢过程改变。大多数外源性致癌物进入人体后,需经过代谢活化才具有致癌活性;同时,体内还存在一些相应的解毒途径,可使进入人体内的致癌物失活并排出体外。二者之间的平衡和效率可能影响到对致癌物的易感性。早在30多年前,人们就认识到在致癌物代谢上的个体间差异以及大分子加合物形成的现象。CYP450代谢酶家族主要负责了多种不同致癌物的代谢激活或去毒作用,是外源性化学物在机体内生物转化最主要的代谢酶。

激活和去毒的途径是竞争性的,导致了个体间对致癌物代谢更大的差异。由于化学物的暴露也可引起致癌物代谢相关基因表达的上调或抑制,因而使得这一过程变得更为复杂。

致癌物代谢过程中有多种酶参与。参与不同化学致癌物代谢的酶可能不同,而同一种酶类对不同类型的化学致癌物的代谢可能有不同的作用。此外,化学致癌物代谢活化或去毒过程中,相关酶表达水平或功能的差异导致了致癌物的不同转归,因而影响了个体对致癌物的易感性。

2.DNA 损伤和修复的差异

致癌物的代谢仅仅是基因-环境相互作用的开始。基因-环境相互作用的另一方面是化学改变基因。一旦前致癌物被代谢激活为终致癌物,便能与细胞内的大分子包括DNA等发生共价结合。这种DNA的损伤可通过一些机制来修复,但修复速度的不同和修复准确性的差异影响了DNA加合物形成的程度和基因损伤累积的总量。致癌物对基因的影响主要表现在以下两个方面。

(1)改变DNA的化学结构,包括大块的芳香族型加合物的形成、烷化作用、氧化作用、二聚化和脱氨基作用。

(2)引起表观遗传的改变,如改变DNA的甲基化状态,导致特异性基因表达的沉默。

DNA加合物或称基因毒致癌物是强致突变剂,特别是引起碱基错配和小的缺失,导致错义和无义突变,也可引起大的基因损伤如染色体断裂和大的缺失。

为了保持遗传的稳定性,人体内存在有多种对DNA损伤进行修复的酶。

DNA 修复酶作用于化学致癌物 DNA 的损伤位点,已知的主要相关机制有 6 种,即:直接 DNA 修复、核苷切除修复、碱基切除修复、双链断裂修复、错配修复和复制后修复。每种修复途径均有各自特殊的酶参与。目前为止,发现超过 70 个人类基因涉及了至少 5 种 DNA 的修复途径。这些基因负责 DNA 修复的准确度,它们的缺陷可导致基因突变和突变表型的增加。

DNA 修复率可以通过 DNA 加合物的去除情况或非常规的 DNA 合成来粗略检测,个体差异很大。着色性干皮病患者的切除修复能力明显降低,这些患者存在紫外线诱导的皮肤癌风险。但是,通过体外用致癌物处理淋巴细胞发现,在普通人群个体间的切除修复率也可达到 5 倍的差异。DNA 修复率还可被醛、烷化剂以及一些化疗药物抑制。因此,DNA 修复酶的表达和活性差异影响着不同个体对致癌物的易感性。

许多癌症易感者被发现存在 DNA 修复缺陷,同样,修复缺陷的哺乳动物细胞在体外对化学和物理致癌物的转化也易感。核苷切除修复的主要作用是帮助去除转录链上的加合物从而保护蛋白质的合成,若这一环节中相关酶的基因突变可导致 DNA 修复缺陷综合征而使患癌率增加。

人类遗传因素对化学暴露的影响是非常复杂的。分子流行病学研究显示,高外显的癌易感基因可导致家族性癌,这种家族性癌的发病率通常不足癌症总发病率的 5%,而更常见的是低外显率基因引起的散发癌。遗传多态性,如单核苷酸多态性(SNPs)定义为在人群中至少有 1% 的变异。由于每 300 个碱基对就可能出现 SNPs,所以,这些遗传性状使癌变过程的每一步骤都变得十分复杂。事实上,每种肿瘤都被检测到相关的遗传易感性,虽然其相关性都有各自的特殊性,但一些肿瘤也有一些相似的规律。

二、放射致癌

在物理致癌因子中,有直接证据的包括电离辐射、紫外线和石棉等。这些因素的致癌性已十分明确。紫外线主要来自太阳辐射,与人类皮肤癌的发生相关。虽然石棉纤维含有化学成分,但因为它们致癌的主要原因是其物理作用,通常归为物理致癌物。

(一)电离辐射的分类及概念

电离辐射的暴露可来自天然或人为因素。天然的射线主要来自自然界的土壤、岩石、植物以及建筑材料等。其中,氡是最大的天然辐射源之一。另外,还暴露在宇宙辐射中,高海拔地区居住的人遭受的宇宙辐射高于海平面地区。这些天然的辐射又称为本底辐射,根据海拔、地理、房屋建造的主要建材类型的不同,本底辐射各不相同。

人源性的辐射暴露是另一重要的辐射来源。绝大多数人为的辐射源来自医疗,包括影像诊断、核医学和肿瘤放射治疗。这些辐射源射线主要是 γ 射线、X线和电子线。γ、X 线属电磁辐射,电子、质子、α 粒子和中子射线属于粒子辐射。电磁辐射和粒子辐射统称为电离辐射。依据射线在组织中沿着次级粒子经迹上的线性能量传递大小(LET),可以将射线分为低传能线密度(或称为低 LET 射线)和高传能线密度(或称为高 LET 射线)。

(二)电离辐射的损伤与修复

电离辐射作用于细胞导致 DNA 的损伤,主要表现为单链断裂和双链断裂。哺乳动物细胞的放射损伤常分为 3 种。

1.亚致死性损伤

细胞受到辐射后,在一定时间内能完全修复的损伤。

2.潜在致死性损伤

细胞受到辐射后,在适宜条件下,损伤能修复,否则这种损伤将转化为不可逆损伤。

3.致死性损伤

细胞所受的辐射损伤在任何情况或条件下都不能修复。

(三)辐射致癌的机制

辐射初期会引发与细胞衰老和端粒缩短相关的克隆性端粒不稳定的自然过程。由于辐射相关的端粒重排和不稳定的染色体易位连接,辐射后一部分错配的基因损伤会倾向于在其子代中出现第二次改变。某些放射相关癌症的发生即与这种病理过程有关,这在乳腺癌中已得到证实。

基因的不稳定性,特别是功能异常的端粒更倾向于与辐射诱导的双链断裂相互作用,增加了错配的可能性。这种情况在单链断裂和双链断裂相对不足或低剂量时特别重要。这可解释在 <50 cGy 辐射时诱导的基因不稳定性呈剂量依赖的关系,而当剂量更高时,诱导的不稳定性则不依赖于剂量而呈平台方式。

单个细胞启动进展成肿瘤的可能性受到周围组织细胞和全身宿主因子的影响,而辐射能影响细胞-细胞、细胞-组织以及宿主因素之间的相互关系。目前的研究主要集中在辐射参与肿瘤发生进展的调节机制。

(四)传能线密度辐射与患癌风险

1.低传能线密度辐射

理解患癌风险与辐射剂量之间的关系对于评估一般人群在日常情况下遭受低剂量辐射暴露时的风险有重要意义。低剂量暴露下风险的准确评估,对于调整环境和职业暴露是十分必要的,特别是对于评估某些医用放射的利弊,并决定其是否使用或怎样使用,都具有重要的意义。典型的例子就是关于儿童进行CT扫描的风险评估。通常这种检测使人体所遭受的辐射剂量是一般X线摄片的10～15倍,该剂量被认为可以直接增加癌症发生风险。儿童对辐射诱癌有较高的敏感性,而CT检查在儿科医学中的应用正逐渐增加。研究者正在评估这一潜在的风险,以决定是否对儿童患者尽量减少这种操作或降低所遭受的辐射暴露剂量。

根据在细胞和分子水平的辐射理论模型和流行病学与实验研究,主要有两种剂量反应模式。一种是线性模式,一种是线性-平方模式。顾名思义,线性模式是指辐射剂量与患癌风险成正比;线性-平方模式是指低剂量时患癌风险与辐射剂量成正比,而高剂量时其风险则与剂量的平方呈函数关系即表现为迅速地增加。两种模式均显示,在总的暴露剂量较低时(如<200 mGy),多分次的低剂量暴露所致的风险累加起来,与遭受总剂量相当的单次暴露所致的患癌风险相当。而在总剂量达到2～3 Gy时,线性-平方模式则提示了时间依赖的不同,单次高剂量的暴露较多分次剂量的暴露具有更高的风险。这提示,当总剂量达到或高于2～3 Gy时,分次给予比一次性给予的癌症发生风险要小。

2.高传能线密度辐射

普通人群接受的高LET辐射最主要的来源是氡暴露。氡作为气体,能够从岩石和土壤中进入到空气。地下的矿物,特别是铀矿,常含有高水平的氡气。氡具有辐射性,但化学上是惰性的和不带电的。而氡自发衰变释放出的次级射线粒子可吸附在灰尘颗粒上,当被人体吸入时,能沉积在肺导致肺的α粒子辐射损伤。对遭受高剂量氡暴露的地下矿工的研究明确显示了肺癌风险的增加。这种风险是肺特异性的,没观察到其他实体瘤和白血病发病的增加。研究还提示了肺癌风险和氡暴露之间的线性剂量关系。有关从建筑物中遭受低剂量氡暴露的风险,目前还有争论。有分析数据证明肺癌风险是增加的,美国的相关研究和统计表明,有10%～15%的肺癌归因于氡。

经低剂量的高LET辐射后,细胞出现的旁观者效应也是目前研究重点。在旁观者效应中,被射线如α粒子直接击中的细胞,能发出信号给邻近的未被射线直接击中的细胞,这些信号使未受照射的细胞出现基因的损伤。这种机制仅发生在低剂量且仅部分细胞被直接击中的情况下。更高剂量的高 LET 辐射不存在这种旁观者效应。这对理解氡和其他高 LET 辐射在低剂量时的效应具有重要的意义。关于低 LET 辐射在低剂量时是否有旁观者效应尚不清楚。

(五)辐射与癌发生的关系

1895 年伦琴发现了 X 线后,医学界很快意识到它在诊断和治疗中的价值。但几乎同时,也发现了辐射暴露的危险,其中癌的发生是最主要的风险。皮肤癌是第一种被认识到与辐射暴露有关的肿瘤,报道于 1902 年,距发现 X 线仅 7 年时间,在那以前,工人常用手来检测 X 线管的输出情况,后来发现遭受高剂量暴露的皮肤易患皮肤癌。1911 年又报道了放射工作人员与辐射诱导相关的白血病的关系。由于是较高剂量暴露的原因,一度认为患癌风险的增加可能是由组织的损伤引起的,并没有意识到低剂量的潜在风险,但随后的观察研究证实了低剂量辐射暴露致癌风险。

1.原子弹爆炸后遗效应的观察

日本广岛和长崎在原子弹爆炸中的幸存者是研究人类辐射暴露后癌发生风险的最大规模的人群。接受非致死剂量辐射的幸存者接收到的辐射暴露剂量是不同的,多数幸存者受到的平均辐射剂量少于 0.3 剂量当量,这提供了低剂量暴露人群的风险信息。对该人群的分析数据初步表明,很多人患癌风险与剂量成函数关系,人体不同的组织器官易感性也不同。由于诱导实体瘤发生的潜伏期很长,低剂量致实体瘤风险的信息还在进一步观察中。对原子弹爆炸的幸存者人群的观察,要观察到这些人去世后才会有明确的结论。预期这些个体一生中实体瘤的发生风险将保持在较高的水平。

2.医源性电离辐射暴露的人群观察

接受医源性辐射的人群主要有两类,一是影像诊断患者和接受放射治疗的肿瘤患者,二是从事辐射诊断和治疗职业的医务人员。对前一类人群而言,由于是局部低剂量或分次低剂量累计辐射,观察结果主要反映的是特定器官组织的患癌风险。后一类人群尽管辐射安全防护技术和措施有了极大的提高与完善,但依然被纳入高危职业人群,而需定期体检并密切观察。

目前没有证据表明常规影像诊断的辐射会导致成人患癌风险增加,但通常对儿童患者应考虑尽量减少常规影像诊断所带来的辐射暴露,尤其是不必要的频繁 CT 扫描检查。

放射治疗曾用于多种疾病的治疗,包括胸腺和扁桃体增生、头癣、强直性脊柱炎以及消化性溃疡等良性疾病。有数据已经显示了这些人群中白血病、甲状腺癌、乳腺癌和胃癌的发病风险有不同程度的增加。目前放疗主要针对恶性肿瘤的治疗,但是否会明显增加第二肿瘤的患病风险尚无定论。有资料显示,在鼻咽癌等头颈部原发肿瘤放疗后,会诱发肉瘤等第二原发肿瘤,这种放射诱发肿瘤是放射治疗最严重的并发症。而美国国立卫生研究院对数据库中的乳腺癌患者进行了长达13年的随访,分析显示,多数患者发生的第二肿瘤与其接受的放射治疗无关。因此,目前尚无确切的证据表明癌症患者在接受中低剂量放疗的部位,其第二肿瘤的患病风险会增加。尽管如此,通过遗传易感基因的研究表明,一些存在抑癌基因缺陷的特定患者人群,其第二肿瘤的发生风险会增加。

3.其他职业暴露的人群的观察

铀矿和其他地下矿工的研究提供了许多关于慢性和延长电离辐射暴露所致风险的数据,该数据表明了氡暴露与患癌风险的重要关系。

(六)辐射致癌的影响因素与遗传易感性

1.年龄

暴露时的年龄是辐射诱导癌的易感性影响因素。甲状腺癌风险的增加主要是在儿童期遭受辐射暴露的人,然而在成人其风险很小甚至可以忽略不计。就乳腺癌而言,儿童和青少年风险最大;相比于年幼者,20多岁和30多岁的年轻妇女的风险较低;对于超过45岁的妇女,则几乎没有影响。如果暴露发生在生命的早期,诱导急性白血病、结肠癌、中枢神经系统肿瘤和皮肤癌的风险更大。对整个患癌风险的估计是,幼童是中年成人敏感性的10~15倍。

20世纪50年代中期发表的报告第一次提示,因诊断操作遭受宫内辐射暴露的孕妇,其子代儿童期患白血病和其他肿瘤风险增加。目前认为,宫内遭受每剂量当量的辐射暴露,儿童期患癌风险增加6%。

2.遗传易感性

多年来人们知道人群中存在有患自发性癌的高风险个体。通过这些个体和其家族的研究发现,人类存在一系列涉及特异性肿瘤遗传易感性的基因,从中也发现了许多癌症病理发生的重要概念。

存在这种易感性的个体,其一生中发生特异性肿瘤的概率超过50%,某些情况下更高。幸运的是,影响这种癌易感性的突变相对罕见。通常在人群中,已知的高外显基因能够解释的癌症约占癌症总数的5%,但尚不清楚普通人群中更常见的低外显突变或多态性对患癌风险的潜在影响。用传统的流行病学的方法很难检测这些功能多态性的存在及其影响。但是动物模型和人类细胞水平的研究,显示了这种多态性的存在以及其对辐射诱导癌的影响。基于已知的辐射诱导损伤和癌症发展的机制,可以预见,与 DNA 双链断裂修复相关的基因和增加染色体畸变敏感性相关基因的改变是重点研究对象。

关于易感基因与辐射风险的一些重要信息来自放射治疗后第二原发癌的研究。研究显示对于遗传性视网膜母细胞瘤的患者其放射诱发的骨肉瘤和软组织肉瘤发病增加。对基底细胞癌综合征患者的研究显示,在受照射区基底细胞癌和卵巢癌的风险增加。另外,李-佛美尼(Li-Fraumeni)综合征的患者放射诱发的癌的风险也增加。在这些例子中,患者均有相应的抑癌基因的缺陷,如 *Rb* 基因、*PTCH* 基因、p53 基因等。相似的,在 p53、*PTCH* 或 *APC* 基因杂合缺陷的小鼠动物模型也发现了辐射诱导癌的风险增加。来自人和鼠的资料均支持抑癌基因的生殖突变不仅增加自发性癌的风险,也增加辐射诱导癌的风险的观点。

另外,在运动失调性毛细血管扩张症中也发现辐射诱导癌,尤其是乳腺癌的易感性增加。运动失调性毛细血管扩张症是一种因为 ATM 基因缺失或突变引起的隐性遗传综合征,它对急性辐射的细胞杀伤效应具有高度敏感性。该基因是 DNA 损伤信号传导和反应途径的重要成员,该基因纯合缺失的患者其患癌或辐射诱导的癌的风险均有增高。ATM 基因杂合突变个体的风险尚不确定,但这些个体对急性辐射效应的敏感性尚在正常范围。ATM 基因杂合性突变对患癌风险的影响也正在研究中。

总之,癌症的发生是一个多病因、多步骤的复杂过程,除了包括化学、物理、生物致癌因子等环境致癌因素的作用外,个体的遗传易感性在癌的发生和进展中也起到了重要的作用。虽然对癌症的病因和发病机制目前还没有完全阐明,但随着医学科学技术研究的进步,癌症发生过程正变得逐渐清晰。环境致癌物是癌症发生的源头,认识和鉴定环境中的致癌物,了解致癌物在癌发生机制中的作用对癌症预防和治疗都具有关键性的意义。去除或减少环境中的致癌物是降低癌发生风险的有效办法。

第二节　微生物与肿瘤

高等生物是由不同体细胞组成的功能性器官系统。正常体细胞的生长和分化在基因水平受到系统、精确的调控。但在物理、化学或生物因素的作用下，它们可能发生调节失控，其中一部分细胞获得自我生长能力，在其所在组织部位异质性增生形成肿瘤。微生物感染是生物致瘤的重要因素之一，由微生物感染引发的肿瘤占整体肿瘤发生率的 20% 左右。致瘤微生物的研究最早可追溯到 1908 年，Ellermann 及 Bang 用无细胞滤液注射到受试鸡体内，成功诱发鸡白血病，并首次证实病毒与恶性肿瘤的病因学关系。1964 年 Epstein 和 Barr 观察到 Burkitt 淋巴瘤细胞中有疱疹病毒颗粒，命名为 EB 病毒，后来证实它是引起鼻咽癌的主要病因。人类常见的致瘤微生物包括 EB 病毒、乙型肝炎病毒（HBV）、丙型肝炎病毒（HCV）、人乳头瘤病毒（HPV）、幽门螺杆菌（Hp）等。

一、人类致瘤病毒

（一）致瘤病毒的发现

致瘤病毒在 100 年前被人们发现，Vilhelm Ellermann 和 Olaf Bang 第一次证实鸡的白血病可以被白血病细胞的过滤提取物（含有病毒）或者被感染的鸡血清所诱导致病。由于当时白血病并不被认为是一种癌症，因此该发现的重要性没有得到重视。不久，Peyton Rous 证明将自发产生的肉瘤细胞提取物接种鸡，可以产生实体瘤。这些致瘤病毒属于反转录病毒家族，具有明确的转化功能，不杀伤宿主细胞。反转录病毒能够在鼠或鸡等多种种群中流行。例如，一个鸡群中大多数鸡将会在孵出的几个月后被病毒感染。在大多数情况下，感染的病毒以一种短暂的病毒血症形式出现，不引起很明显的病症。哺乳动物也可以先天感染，随后产生对病毒的免疫耐受，这类动物之后会表现出一种长期的毒血症。具有快速转化及高致癌性的反转录病毒株，恶变的可能性更大，例如由 Rous 分离的一种研究的较为深入的罕见病毒，命名为劳氏肉瘤病毒（RSV）。

每一类致癌反转录病毒都以一种特殊的机制引发肿瘤。反转录病毒引发癌症是因为它们的基因组包含转导细胞的基因，当在宿主细胞内表达时就变为癌基因（这些基因编码的蛋白能引起转化或肿瘤发生）。这种病毒所携带的能使细胞发生恶性转化的基因称为病毒癌基因，其在正常细胞的副本称为细胞癌基因。在另一种情况下，当病毒整合到宿主细胞基因组的原癌基因附近，原癌基因的转录就会被不恰当的激活。研究反转录病毒的癌基因及原癌基因对于理解肿瘤的起源具有重要意义。

（二）与人类肿瘤相关的病毒

目前认为，由微生物感染引发的肿瘤占整体肿瘤发病率的 20% 左右，对于某些肿瘤如宫颈癌、肝癌,病毒感染是其发病的主要诱因。

多瘤病毒是普遍存在于小鼠的一组病毒,最早从恒河猴肾细胞分离到的多瘤病毒即 SV40,最近对人类 BK 病毒和 JC 病毒的特性研究也证实,将这些病毒注射到新生小鼠,可产生肿瘤。多瘤病毒广泛存在于不同种类的哺乳动物体内,病毒可在不同种属来源的培养细胞中生长、繁殖。多瘤病毒在增殖性感染期间,病毒早期基因利用另一剪切方式合成重叠蛋白质,即所谓 T 抗原,这种具有种属多样性的 T 抗原在溶原性病毒感染周期中功能各异,有的是协助激活晚期基因表达,有的是增加病毒 DNA 的复制速率。多瘤病毒转化细胞时能以部分或者全部病毒基因组的形式整合到细胞染色体,这些整合到细胞染色体的病毒基因一般是早期基因。SV40 的 T 抗原与细胞蛋白产生反应,具有转化细胞的功能。

Epstein 和 Barr 于 1964 年首次分离出与淋巴肿瘤相关的病毒命名为 EB 病毒。EB 病毒是多种肿瘤的病原,归属疱疹病毒属,可引起传染性单核细胞增多症、鼻咽癌、非洲 Burkitt 淋巴瘤和其他淋巴细胞增生性疾病。EB 病毒通过与淋巴细胞表面的 CR2(CD21)受体吸附而感染宿主细胞。EB 病毒感染有明显的种属和宿主依赖性,该病毒体外感染淋巴细胞可使其永生化,也可使宿主细胞转化,并发现转化细胞中有残留的 EB 病毒基因序列。但 EB 病毒的转化是否由于整合到宿主 DNA 或其他原因目前仍有争论。EB 病毒潜伏感染宿主细胞,病毒的核抗原(EBNA)、潜伏膜蛋白 I(LMP-1)、潜伏膜蛋白 II(LMP-2)以及 EB 病毒编码小 RNAs(EBER)是病毒的主要功能蛋白,参与了病毒转化细胞的某些重要环节。

乳头瘤病毒的基因组很小,可引起内皮细胞肿瘤。目前鉴定出大约 75 种人乳头瘤病毒(HPV),大多数亚型可引起良性肿瘤(如尖锐湿疣),但有两种亚型(HPV16、HPV18)的相关基因 E6 和 E7 可引起被感染细胞的永生化,并诱发产生宫颈癌。

1963 年,Blumberg 在澳洲土著人血清中发现了澳大利亚抗原(乙型肝炎相关性抗原 HAA);1970 年 Dane 在从患肝炎的患者血清中分离到乙型肝炎病毒颗粒。HBV 是一种包膜 DNA 病毒,又称 Dane 颗粒,直径约 42 nm。其外膜脂蛋白结构主要成分为表面抗原 HBsAg,核心颗粒蛋白为核心抗原 HBcAg,病毒 HBsAg 与肝癌的发生有显著关系。HBV 的 DNA 分子量为 $1.6 \times 10^6 \sim 2 \times 10^6$,为双链不完全环形 DNA 分子,全长 3 200 bp。

腺病毒是最早从人类腺体中分离到的一组病毒,同一时期在动物组织中也分离到同类病毒。腺病毒包括 80 多种病毒株类型,这是一类研究得比较深入的呼吸道病毒,其感染谱较广。腺病毒感染可引起细胞转化,注射某些亚型的病毒可导致细胞转化并使动物致瘤。其致瘤作用是由高致瘤株的 E1A 和 E1B 基因所导致。

病毒结构基因组中隐藏着使正常细胞转化的癌基因,癌基因启动一系列分子事件促使细胞发生转化。

二、致瘤病毒的类型

(一)RNA 致瘤病毒

1.RNA 致瘤病毒的特征

RNA 致瘤病毒在分类上属于反转录病毒科。反转录病毒生活周期是以 RNA 和 DNA 为模板进行遗传物质的扩增。首先,病毒感染细胞后,利用宿主细胞的 RNA 聚合酶将病毒 RNA 反转录成单链 DNA,然后合成双链 DNA,最后整合到宿主基因组中,此时双链 DNA 可转录成感染性 RNA,以这种方式整合到染色体的病毒基因参与了反转录前病毒颗粒的产生,当其与人群接触时可横向传染新的人群。因此,反转录病毒是通过垂直或纵向传递遗传物质(病毒将遗传物质整合到宿主染色体形成原病毒,然后将病毒遗传物质传给后代),其形式不同于 DNA 病毒的横向感染(即通过受感染的宿主细胞传播给邻近的细胞)。

由于病毒的基因组结构差异,根据体外培养中是否需要辅助病毒产生完整的病毒颗粒又可分为非缺陷型和缺陷型 RNA 致瘤病毒。带有 *src* 癌基因的肉瘤病毒含有完整的 *gag*、*pol* 与 *env* 基因,属于非缺陷型病毒;缺陷型 RNA 致瘤病毒基因结构缺失 *pol* 和 *env* 基因,但含有与病毒致瘤相关的癌基因,需要在辅助病毒的协助下才能产生完整的病毒颗粒。RNA 致瘤病毒根据在动物体内的致瘤能力及时间分为急性和慢性 RNA 致瘤病毒。急性 RNA 致瘤病毒接种动物后 3~4 周可诱发肿瘤;慢性 RNA 致瘤病毒导致动物发生肿瘤的过程可达到 5~12 个月时间周期,它们不携带癌基因,只能通过 LTR(长末端重复序列)整合到宿主细胞的 DNA,使插入部分以下的基因过度表达而引起肿瘤。反转录病毒的致癌机制并不是唯一的。一个重要的例子是 HIV-1 反转录病毒,它可以感染 CD4 受体阳性的 T 淋巴细胞,杀死 T 细胞、摧毁机体免疫系统,这就是所谓的艾滋病。艾滋病患者免疫功能的下降增加了其他继发性疾病发生的机会,包括卡波氏肉瘤。

2.RNA 致瘤病毒实例

HTLV 是第一个被发现直接与人类癌症相关的反转录病毒。1980 年以来,美国的 Gallo 实验室和日本的 Miyoshi 实验室分别从成人 T 细胞白血病（ATL/ATLL）患者外周血培养的 T 细胞中分离出一种反转录病毒，1982 年又从一名变异的多毛细胞白血病患者中分离出人类 T 淋巴细胞白血病病毒Ⅱ型（HTLV-Ⅱ）。随着病毒检测方法的进步，对 HTLV-Ⅰ/Ⅱ 的认识也更加深入。下述 4 点证据支持 HTLV-1 是 ATLL 的病因：①ATLL 高发区域与 HTLV-1 在人群中的分布相似。②HTLV-1 在体外可以使人类 T 细胞永生化。③在 ATLL 细胞整合有单克隆 HTLV-1 前病毒 DNA。④所有的 ATLL 患者都有针对 HTLV 的抗体。HTLV-1 阳性者发生 ATLL 累积发生率为 0.5%～7%，一般需要经过 20～30 年的潜伏期，甚至有长达 60 年的潜伏期，可见单纯 HTLV-1 感染尚不足以导致 ATLL，尚需其他因素的共同参与。

　　HTLV-1 主要通过 3 条途径传播：母乳、血液和性交。研究发现受感染的活细胞是 HTLV-1 传播的必要条件，没有细胞成分的血浆不能传播 HTLV-1。HTLV-1 可以感染淋巴细胞、单核细胞、树突细胞、成纤维细胞和小鼠细胞、大鼠细胞等多种细胞，但 HTLV-1 的前病毒主要存在于 CD4$^+$ 淋巴细胞。与其他人类反转录病毒相比，HTLV-1 的基因组非常稳定。研究发现基因组的这种稳定性并不是由于病毒的复制，而是由于受感染细胞的克隆性增殖引起的。一些携带 HTLV-1 的克隆可以持续存在 7 年以上，这与 HTLV-1 在体外可使 CD4$^+$ T 淋巴细胞永生相一致。

　　（二）DNA 致瘤病毒

　　1.DNA 致瘤病毒特征

　　DNA 病毒感染细胞后立即启动早期基因的转录，这些早期基因的表达产物通常是激活中、晚期基因表达的转化蛋白。DNA 病毒基因组由单链、双链或部分双链的核苷酸组成。带有双链 DNA 基因组的病毒可以分成 22 个家族，其中感染哺乳动物的病毒有腺病毒科、疱疹病毒科、乳头瘤病毒科，多瘤病毒科及痘病毒科。这些双链 DNA 基因组有线型的也有环形的。这些病毒 mRNA 的合成依赖于宿主的 RNA 聚合酶。带有部分双链 DNA 的有缺口的病毒基因组，如嗜肝 DNA 病毒科，其缺口要在 mRNA 合成之前修补成完整的双链。合成的 RNA 作为带缺口 DNA 基因组复制的模板，该过程需要病毒编码的反转录酶，类似于反转录病毒。目前和人类肿瘤发病相关的 DNA 致瘤病毒有 EBV、HPV、HHV8、HBV 等，它们分别可引起鼻咽癌、宫颈癌、Burkitt 淋巴瘤、肝癌等肿瘤。

　　2.DNA 致瘤病毒实例

　　HBV 属于嗜肝 DNA 病毒科，所有嗜肝 DNA 病毒的主要复制都是在肝细胞中。这种类反转录病毒的感染可能是急性的(3~12个月发病),也可能是终生的。世界上不同的国家,持续感染的人群从0.1%到25%,长期携带乙肝病毒者发展为肝细胞癌的危险非常高,每年大约有100万的人死于这种疾病。HBV的一个特征就是持续的轻微肝损伤,几乎所有这类损伤都来源于免疫系统的攻击,从而引起代偿性肝细胞增生。现在普遍认为,这种长期的肝细胞增殖能力加强是促发肝癌的一个重要原因。另外,免疫反应中不可缺少的炎症反应和吞噬作用,能产生局部高浓度的过氧化物和自由基,可能会造成DNA损伤和突变,这可能是嗜肝病毒导致肝癌的过程中的重要环节。因此,针对这种持续感染的抗病毒感染治疗是肝癌防治的重要方向之一。

三、微生物的致瘤机制

尽管致瘤病毒归属不同家族,但它们仍然有许多共同特征。理论上讲,任何病毒只要能编码蛋白促进细胞周期的进行或抑制细胞凋亡,就有转化细胞并导致肿瘤发生的潜能。致瘤病毒一个很重要的特性就是病毒具有感染却不杀伤宿主细胞的能力。有的病毒能诱导分泌某些蛋白或细胞因子从而刺激未感染细胞生长,诱导组织增生,或者下调免疫系统对感染细胞的杀伤作用,这类病毒也有导致肿瘤发生的潜能。

近年来,研究者提出了很多解释病毒导致癌症的机制理论。其中最为广泛接受的一个理论认为:当致瘤病毒感染细胞后,其遗传物质往往会整合到细胞的染色体上,引起细胞癌变,这种现象也叫细胞转化。转化作用可使细胞生长不受控制,并最终形成肿瘤。已有的研究表明,病毒转化细胞是一个独立发生的过程。单个病毒颗粒感染易感细胞就足以引起转化,而且在转化细胞中会存在全部或部分病毒基因组,一般都伴有特异病毒序列的持续表达。另一方面,当特定的病毒基因表达后,转化细胞不再需要(部分反转录病毒除外),也不会产生感染性病毒颗粒。更重要的是,病毒转化蛋白只通过有限的几种分子机制来改变细胞的增殖特性。

(一)病毒癌基因

基于病毒癌基因与细胞基因的序列相似性不同,将病毒癌基因分为两类。第一类病毒癌基因的成员与细胞基因具有非常高的相似性,例如转导型反转录病毒及一些疱疹病毒。很显然,这些病毒癌基因的序列是由病毒从感染的细胞基因组上捕获而来。细胞原癌基因在进化过程中高度保守,大量研究发现许多脊椎动物的原癌基因与酵母具有同源性。因此可以断定这些基因的产物必定具有对于真核细胞不可缺少的功能。并且,单拷贝的病毒癌基因足以使感染的细胞转化,表明其功能一定超过了与其同源的原癌基因。因此病毒癌基因是显性转化基因。第二类病毒癌基因的成员与细胞基因没有明显的相关性,但是这些基因的编码产物包含的短氨基酸序列在细胞蛋白中也存在,至于这种癌基因的真正起源仍不清楚。

(二)致瘤病毒 DNA 的整合

被致瘤病毒转化的细胞核中通常保留了病毒 DNA,这些 DNA 序列是感染的 DNA 基因组的全部或部分序列,或者是在反转录病毒感染的细胞中合成的前病毒 DNA。病毒 DNA 的整合作用指某些致瘤病毒感染细胞后,其遗传信息整合到宿主细胞核的基因组中,并能够作为正常细胞的一部分随细胞的增殖由亲代垂直传递给子代。病毒整合酶对前病毒 DNA 的整合是反转录病毒生命周期的重要一步。这种前病毒可随机整合于细胞 DNA 的任何位点,但保持病毒基因与对照序列的固定顺序。如果病毒携带的病毒癌基因可使细胞发生癌变,那么它整合于细胞基因组的哪个位点并不重要(前提是病毒转录子不会被细胞染色体的转录惰性区域所屏蔽)。否则,病毒整合于细胞基因组的特定区域是诱导肿瘤发生的关键,病毒通过激活整合位点附近的癌基因表达而促进细胞转化。

病毒 DNA 在转化的细胞中存在的第二种机制是以一种稳定的染色体外附加体存在,例如 B 细胞 EB 病毒和乳头瘤病毒。伴随着细胞 DNA 的合成,病毒基因组也进行复制,并有秩序地将复制的病毒 DNA 分配到子代细胞,从而在每个细胞中保持有几十到上百个拷贝的病毒附加体。因此,为了持久改变细胞生长性状,除了需要病毒直接调控细胞生长和增殖的编码基因,还需要病毒进行附加体复制的编码基因。

(三)微生物蛋白的细胞转化功能

很多病毒可以通过病毒信号转导蛋白调控被感染细胞的生长和增殖。一些疱疹病毒的基因组能编码启动信号转导的膜蛋白,这一机制在 EB 病毒的潜伏膜蛋白 1(LMP1)中研究的较为透彻。LMP1 是与人 B 淋巴细胞永生化相关的几个病毒基因产物之一,这个病毒蛋白能抑制培养的表皮细胞的分化,能在已建立的啮齿目成纤维细胞系中诱导出典型的转化表型。LMP1 是一个细胞膜整合蛋白,作为组成性活化的受体起作用。在缺乏任何配体的情况下,LMP1 蛋白发生寡聚化,在细胞膜上形成通道,活化细胞核转录因子(NF-κB)。LMP1 蛋白能与活化的肿瘤坏死因子受体家族成员结合相同的胞内蛋白。当定位在细胞膜上时,仅 LMP1 C 末端的胞内结合区就足以引起 B 细胞的永生化和细胞转录调节因子的活化。研究认为 LMP1 激活了信号通路,使 NF-κB 从其胞浆抑制子上释放出来,从而入核启动基因转录。在其他的 EB 病毒蛋白缺失的情况下,LMP1 的持续性信号传递可引起细胞性质及基因表达的改变,这些改变与被 EB 病毒感染发生永生化的原代 B 细胞的典型变化一样。这些变化包括某些细胞黏附分子丰度的增加,以及随之引起的细胞黏附和凝集的增加。在被感染的细胞中,转录激活因子 EBNA-2 蛋白确保 LMP1 的产生。EBNA-2 蛋白也能刺激若干细胞基因的转录,这些细胞基因编码可能影响细胞生长的蛋白,如 Fgr 酪氨酸激酶。另一个病毒膜蛋白 LMP-2A,能提高 LMP1 稳定性,从而增强它的信号传递。

嗜肝病毒的 DNA 片段可插入宿主基因组中,这个特性在肿瘤的发展中起着重要作用。在 90% 患肝癌的土拨鼠中,myc 癌基因附近都有土拨鼠肝炎病毒 DNA 的插入,并伴随着这个癌基因家族成员的活化。越来越多的证据表明,插入的病毒 DNA 序列本身编码的蛋白能导致人肝癌的产生,其中一个是 X 蛋白,它就是由插入的病毒 DNA 编码合成的。HBV X 蛋白能够激活 NF-κB 及其他通路,促进细胞基因的转录,包括原癌基因。某些条件下,它能够抑制外界信号引起的凋亡。同时病毒 X 蛋白还能增加转基因鼠对化学致癌物的敏感性,因此被视作一种肿瘤促发剂。人肝癌的发展需要较长的时间周期,这个过程会发生一些低概率事件,可能有病毒 X 蛋白和肝癌细胞中其他蛋白的参与。而病毒蛋白和其他因子在肝癌的发生中所起的作用,如免疫损伤等,也都还需要进一步验证。

人乳头瘤病毒的两种亚型(HPV16、HPV18)编码的蛋白 E6 和 E7 可引起被感染细胞的永生化,诱发产生宫颈癌。E6 通过 E6AP-泛素途径降解 p53 蛋白,而 E7 则导致 pRB 的降解。这两种机制导致两个非常重要的抑癌基因 p53 和 Rb 失活,促进细胞的恶性转化。

反转录病毒 HTLV-1 的 Tax 蛋白是重要的致瘤蛋白,它除可以通过 LTR 上调病毒基因的表达,还可以激活 NF-κB 信号途径,由此可以激活 IL-2R α、IL-2、IL-6、IL-15、GM-CSF 和 BcL-XL 等与凋亡和细胞周期相关基因的表达,此外 Tax 通过抑制 p53 与 CBP 结合可以抑制 p53 的功能。另一方面,ATLL 细胞也通过多种机制抑制 Tax,比如 39% 的患者通过 5′-LTR 的缺失使细胞不表达 Tax,5′-LTR 的甲基化也能使细胞 Tax 表达缺失。此外,Tax 还会出现无义或错义突变。Tax 虽然可以促进 CD4⁺ 淋巴细胞的增殖,但它也是细胞毒 T 细胞识别和杀伤 HTLV-1 感染细胞的重要靶抗原,因此,Tax 对 HTLV-1 感染细胞的生存既有有利的一面,也有不利的一面。推测 Tax 对于 HTLV-1 感染细胞的增殖具有重要作用,随着其他遗传学和表观遗传学改变的积累,导致细胞的增殖不依赖于 Tax 蛋白,并且通过灭活 Tax 基因的表达而逃逸免疫系统的监测。在30%的 ATLL 患者可以发现 p53 的突变,还可发现 p16INK4A 的缺失,这两种基因改变都与疾病的进展有关。

虽然目前对于微生物致瘤机制的了解主要集中在病毒领域,但是随着对 Hp 研究的深入,细菌致癌的机制也逐步得到了揭示。Hp 附着于胃上皮细胞,并导致炎症及活性氧(ROS)或活性氮(RNS)的产生,这些都能导致组织损伤诱发癌变。不仅如此,目前发现 Hp 还会通过一些蛋白来调控宿主细胞信号通路。比如 CagA 蛋白能够通过 Hp 的四型分泌系统注入胃上皮细胞的胞浆。进入细胞之后,CagA 蛋白能够通过多种途径促进细胞的恶性转化。细胞内的 *src* 及 c-Abl 激酶能够磷酸化 CagA,并促进 CagA 与 SHP-2 蛋白结合,从而导致细胞骨架的重排以及细胞的恶性转化。CagA 能够激活 ERK/MAPK 级联反应,导致 Elk-1 磷酸化及增强 *c-fos* 的转录。不仅如此,CagA 还能通过激活 HGF 受体 c-MET 促进肿瘤细胞侵袭;通过上调 Toll 样受体(TLR)的表达促进细胞增殖;抑制 E-cadherin 介导的细胞黏附,导致细胞质和细胞核内 β-catenin 蛋白的聚集;与 Crk 蛋白以及 PAR1 激酶相互作用,诱导细胞极性的消失。CagA 能够激活上皮细胞内的 NF-κB 信号,上调细胞因子 IL-8、IL-1、TNF-α 以及 COX-2 的表达。COX-2 诱导的前列腺素是已知的致癌剂。CagA 能够干扰 FAS 相关蛋白 1 (FAF1)的功能,使得胃上皮细胞不能完成正常的程序性死亡。另外,Hp 能够通过促进 DNA 甲基化等表观遗传学机制沉默包括 *CDH1*、*TFF2*、*RUNX3*、*FLNc*、*HAND1*、*THBD*、*p14ARC*、*HRASLs* 以及 *LOX* 等抑癌基因的表达。这些分子和细胞水平的改变诱导了胃上皮细胞恶性转化的发生。

(四)微生物与肿瘤的转化医学

既然微生物感染在癌症发生过程中起着至关重要的作用,那么通过预防感染、开发新的抗微生物药物则能达到控制肿瘤发生的目的。另一方面,利用某些病毒在肿瘤中特异性繁殖的特点,可以开发溶瘤病毒进行肿瘤治疗。

1.疫苗

疫苗是为了预防、控制传染病的发生、流行,用于人体预防接种的预防性生物制品。疫苗制作的原理,是将病原微生物(如细菌、立克次体、病毒等)经过人工减毒、灭活,或利用基因工程的方法制备微生物蛋白并用于预防传染病。疫苗保留了病原微生物刺激动物体免疫系统的特性,又去除了微生物的致病性。当动物体接触到这种不具伤害力的病原微生物后,免疫系统便会产生一定的抗体等保护物质;当动物再次接触到这种病原微生物时,动物体的免疫系统便会依循其原有的记忆,激活二次应答来阻止病原微生物的伤害。疫苗的发明是人类发展史上一件具有里程碑意义的事件。威胁人类几百年的天花病毒在牛痘疫苗出现后便被彻底消灭了,迎来了人类用疫苗迎战病毒的第一个胜利。目前用于人类疾病防治的疫苗有 20 多种,根据技术特点分为传统疫苗和新型疫苗。传统疫苗主要包括减毒活疫苗和灭活疫苗,新型疫苗则以基因工程疫苗为主。与肿瘤发生密切相关的疫苗包括以下几种。

(1)乙肝疫苗:乙肝疫苗形成于 1986 年,其研制过程先后经历了血源性疫苗和基因工程疫苗阶段。1991 年乙肝疫苗被应用于高危险人群(主要是一些儿童,因为儿童的感染率极高)。乙肝疫苗的接种在 HBV 防治中起到了显著的作用,尤其人类是 HBV 的唯一宿主,而肝癌(HCC)的发生与 HBV 的感染有着密切的关系,乙肝疫苗技术的进步对乙型肝炎的预防和控制起着重要作用,对于减少 HBV 感染导致的慢性肝炎、肝硬化和 HCC 也有着源头防控的效应。目前利用基因工程制备乙肝疫苗的技术已相当成熟,主要的抗原蛋白是乙肝表面抗原(HBsAg)。HBsAg 是 HBV 的外壳蛋白,本身不具有传染性,只有抗原性。但它的出现常伴随 HBV 的存在,所以它是已感染 HBV 的标志。当安全、有效、足量的乙型肝炎疫苗提供接种使用时,肯定将对控制 HBV 的传播起到决定性的作用。中国已实施新生儿国家免疫规划,乙肝疫苗即是免费且强制性接种的疫苗之一。随着医学的进步,以前疫苗只是用于预防疾病的感染,现在乙肝治疗性疫苗的开发也在探索中,并获得了长足的进步。

(2)宫颈癌疫苗:宫颈癌是妇科常见的恶性肿瘤之一,发病率仅次于乳腺癌,位居第 2 位。全世界每年有 46 万新发病例,每年约有 25 万人死于宫颈癌。资料显示,有 70% 的宫颈癌是由 HPV16 和 HPV18 这两种亚型病毒引起的,每年全球因此死亡的女性近 24 万人。HPV 的衣壳蛋白 L1 能够自组装成病毒样颗粒(VLP),类似于真实病毒颗粒。Gardasil 包含了来自 HPV6、11、16 和 18 型 L1 蛋白构成的病毒样颗粒。因为 VLP 不含有病毒 DNA,因此它只会刺激抗体的产生而不诱导肿瘤的发生,从而保护接种者不受由 HPV6、11、16 和 18 型引起的宫颈癌和生殖器官癌前病变,是世界上第一个获准上市的用来预防宫颈癌的疫苗。不过,还没有证据表明一旦宫颈瘤病变发生,疫苗可以逆转宫颈癌的形成,并且也不能确定疫苗是否终生有效,因此对于已经感染了 HPV 的妇女,已经开发成功的预防性疫苗收效甚微。

（3）Hp疫苗：Hp感染与胃炎、消化道溃疡、胃癌等主要上消化道疾病密切相关，而Hp感染在全世界各地仍然很常见，在一些发展中国家和地区Hp感染率至今尚无下降的迹象。根除Hp能促进消化道溃疡愈并发防止其复发，是消化道溃疡病因学和治疗学上的一次革命。Hp与相关疾病的关系的认识主要基于流行病学、临床及基础研究，随着相关研究的深入，不少根除Hp的指征已经明确，但仍然存在不少的问题有待进一步解决。幽门螺杆菌全菌疫苗可以产生高效的局部黏膜免疫应答，但抗原成分比较复杂，而且不良反应大，费用较高，不适合大量培养及推广；亚单位疫苗（基因工程疫苗）是Hp疫苗的主攻对象，优点是重组蛋白抗原建立针对黏附素这些抗原的免疫保护机制，不过目前还在研究阶段；活载体疫苗尚存在技术不足，表达量太低，还需要进行技术上的改良和攻关。

2.抗病毒药物

除了疫苗之外，新型抗病毒药物的出现也为抑制病毒复制、预防病毒致癌提供了新的思路。以丙型肝炎病毒（HCV）为例，HCV是一种RNA病毒，可以引起肝脏炎症，导致肝功能损伤或肝功能衰竭。大多数HCV感染患者直到肝损伤变得比较明显时才出现症状，这一过程可能需要几年的时间。一些慢性HCV感染患者多年以后会出现瘢痕及肝硬化，可导致出血、黄疸、肝性腹水、感染或肝癌等并发症。据美国疾病控制与预防中心的信息，大约有320万美国人感染HCV。粗略估计目前全世界有1.5亿～1.7亿HCV携带者或患者，患病后约25％患者出现急性症状，更多的患者（75％）呈慢性过程，其中约1/4患者发展为肝硬化和（或）肝癌，每年估计有35万余人死于与丙肝相关的肝脏疾病。丙肝的传统治疗是混合使用PEGα干扰素和抗病毒药利巴韦林，这类药不良反应大，疗效根据不同病型仅半数有效，面对医疗难题，医学界投入了巨大的人力、物力研究和开发新型抗病毒药。

3.溶瘤病毒

溶瘤病毒是一类具有复制能力的肿瘤杀伤型病毒。1991年，Martuza等人在Science杂志发表文章，称转基因HSV在恶性胶质瘤治疗中有一定的效果以后，采用单纯疱疹病毒（HSV）进行的溶瘤病毒治疗就日益受到关注。其原理是通过对自然界存在的一些致病力较弱的病毒进行基因改造制成特殊的溶瘤病毒，利用靶细胞中抑癌基因的失活或缺陷从而选择性地感染肿瘤细胞，在其内大量复制并最终摧毁肿瘤细胞。目前研究最深入的溶瘤病毒包括腺病毒和Ⅰ型HSV等。溶瘤病毒通过细胞表面分子入侵到肿瘤细胞中，因而溶瘤病毒治疗的有效策略之一就是要改造出具有特异性的溶瘤病毒,再以那些在肿瘤细胞中过度表达的特异性受体为靶向,将病毒入侵到肿瘤细胞中并行使后续的各项功能。目前,多种溶瘤病毒正在进行临床试验。

第三节　癌基因与抑癌基因

癌基因与抑癌基因的发现及其研究在肿瘤研究史上具有划时代的意义,是人类在癌症的病因学研究上认识不断丰富完善的结果,也是人们开始从分子水平认识肿瘤的重要标志。自从 20 世纪 70 年代第一个癌基因 *src* 和第一个抑癌基因*Rb* 先后被克隆鉴定以来,已有数百个癌基因和抑癌基因得到克隆和鉴定,人们对癌基因和抑癌基因的功能及相关的分子机制也有了越来越清楚的认识。它们广泛存在于细胞内,参与细胞增殖、分化、凋亡等正常生理过程的调节,是细胞生命活动中不可缺少的重要组成成分。当细胞受生物或理化等各种因素作用时,可引起癌基因或抑癌基因结构或表达水平的异常,导致癌基因活性过高或抑癌基因活性过低,进而促进肿瘤的发生发展。因此,从一定意义上说,肿瘤的发生是癌基因激活和(或)抑癌基因失活的最终结果。对癌基因和抑癌基因的研究,不仅有助于对肿瘤发生发展机制的认识,而且能够为肿瘤防治提供重要理论依据及药物作用靶点。

一、癌基因

癌基因是可以通过其表达产物在体外引起正常细胞转化、在体内引起癌瘤的一类基因,也称为转化基因。癌基因首先发现于以 RSV 为代表的反转录病毒中,随后人们发现在正常细胞基因组中也存在与病毒癌基因相似的同源基因,这类基因无促癌活性,故称为原癌基因,其表达产物参与细胞增殖、分化等重要生理调节过程。当细胞受到各种生物、理化等因素作用时,原癌基因可通过突变、重组等发生结构或表达水平的异常,成为能促进细胞转化的癌基因,最终引起肿瘤的发生。

(一)癌基因的发现与验证

1.肿瘤病毒与癌基因 *src* 的发现

(1)肿瘤病毒与癌基因:癌基因的发现与肿瘤病毒有着密不可分的关系。科学家们一直在寻找肿瘤的病因,此间有过很多重要的发现,到 20 世纪 70 年代,人们已经明确,很多恶性肿瘤起源于病毒,但随着研究的深入,人们发现很难找到具有传染病特性的典型癌症病例,因此出现了两种不同的声音:一部分人认为,当潜伏在人体内的病毒接触到物理或化学致癌物时,其诱发肿瘤的能力会被激活,这部分人开始在病毒中寻找癌基因,事实上第一个成功克隆出来的癌基因就是从病毒体内分离出来的;与此同时,另外一部分人则完全抛弃病毒致癌学说,转而在人类基因组中寻找潜在的致癌基因,并陆续成功克隆到一些癌基因。

(2)从鸡 RSV 中分离获得的第一个癌基因 src:早在 1911 年,Peyton Rous 发现通过鸡肉瘤组织接种可使鸡发生肿瘤,继而他又发现将鸡肉瘤组织的无细胞滤液注射到健康鸡体内也能使鸡产生肉瘤,几十年后,他证实了能使健康鸡产生肿瘤的病原体为 RSV,他本人也因此在 1966 年获得诺贝尔奖。1970 年 Temin 和 Batimore 证实 RSV 是一种反转录病毒(该工作在 1975 年获诺贝尔奖)。同年,Varmus 和 Bishop 研究小组分别从 RSV 中分离获得了第一个癌基因 src。但接下来的工作却超出人们的预料,他们用 src 的 cDNA 和其他基因组 DNA 杂交,惊奇地发现 src 的同源序列普遍存在于动物细胞中,并从动物细胞中克隆获得了 src 基因。这对此前人们认为癌基因只是存在于病毒体内的学说无疑是具有颠覆性的挑战。随后的研究很快发现,细胞中固有的原癌基因无须病毒参与就可以直接突变为癌基因。不管是理化诱变,还是病毒感染,最终都可导致正常细胞内出现变异的癌基因,而这些癌基因归根结底都来自细胞中固有的原癌基因,只是活性不同罢了。这些结果表明,病毒和细胞中都存在癌基因,人们将病毒中存在的癌基因称为病毒癌基因,而将细胞基因组中存在的癌基因称为细胞癌基因。

现在已经清楚,src 基因编码一种酪氨酸激酶,它通过使蛋白发生酪氨酸磷酸化参与细胞增殖相关的信号转导,是细胞的正常组分。由于 RSV 等反转录病毒的 DNA 是与宿主 DNA 整合后进行复制的,因此被这样的病毒感染的细胞,可因 src 基因拷贝数的增多而引起细胞过度增殖。有意思的是,src 虽然是第一个被发现的癌基因,却一直难以在肿瘤细胞中找到其突变体。直到 1999 年,人们才在约 12% 的晚期结肠癌患者中找到 src 的突变体,至此获得其作为一个癌基因的全部证据。

2.通过肿瘤细胞的 DNA 导入鉴定癌基因

(1)导入体外诱变细胞的 DNA 鉴定癌基因:在认识到正常细胞内存在原癌基因后(未被激活的癌基因称为原癌基因),人们开始寻找这些原癌基因。不管是物理因素(如 X 线)还是化学因素(各种化学致癌物),都可以通过突变细胞中关键的生长控制基因来诱发肿瘤,但问题是如何找到并确认这些关键基因。事实表明,通过体外诱变,将诱变细胞的 DNA 导入正常细胞,是鉴定癌基因的有效方法。其基本策略是:用化学或物理方法处理细胞使其发生转化,提取转化细胞的 DNA(或部分基因)并将其导入正常的受体细胞。如果正常细胞在接受此类外源 DNA 后也发生了转化,那么导入的 DNA 中就可能含有癌基因。由于供者细胞不是由于病毒感染而发生转化的,所以在这些细胞中检测到的癌基因,很可能是细胞本身基因的突变体,而与病毒感染无关。

(2)从人肿瘤细胞中发现的第一个癌基因 ras :1982 年,Weinberg 和 Barbacid 用上述类似方法,把人膀胱癌细胞 T24/EJ 的基因组 DNA 导入 NIH3T3 细胞,并使其发生了恶性转化,而从正常人组织中提取的 DNA 则无此作用。从被转化的细胞中,他们成功分离出一种转化基因,随后人们惊奇地发现这个转化基因并非新基因,而是鼠肉瘤病毒 ras 基因的人类同源基因。ras 基因的命名来自大鼠肉瘤,是在 1964 年从大鼠肉瘤的急性转化反转录病毒中分离获得的。由于和 ras 基因同源,人们把这种从人膀胱癌细胞中分离获得的转化基因命名为 H-ras,这也是从人类肿瘤细胞中分离得到的第一个癌基因。同年,Krontiris 在人肺癌细胞中发现 Kirsten 鼠肉瘤病毒基因的同系物,称为 K-ras。而在人神经母细胞瘤 DNA 感染 NIH3T3 细胞时发现的与 ras 类似的基因,称为 N-ras。ras 基因的表达产物为分子量在 21kDa 左右的小分子 G 蛋白,是酪氨酸激酶受体信号通路的重要组成成分,参与细胞生长和分化的调控,与多种肿瘤的发生发展有关。

3.原癌基因与癌基因

尽管从膀胱癌细胞和从正常细胞中分离出来的 H-ras 基因在 DNA 结构上非常相似,但从膀胱癌细胞中分离出来的 H-ras 能够使 NIH3T$_3$ 细胞发生转化,而从正常细胞中分离出来的基因却无此作用。通过序列分析发现,二者区别仅在于编码第 12 位氨基酸的一个碱基,从正常细胞中的 GGC 变为肿瘤细胞中的 GTC,使编码的氨基酸从甘氨酸变成了缬氨酸(G12V)。这是人们第一次从体细胞中找到的能引起细胞转化的基因突变,是癌基因研究史上的一个里程碑性事件。对于从 ras 基因的研究也说明,原癌基因其实是细胞中广泛存在的一类基因,其表达产物是控制细胞生长、分化和信息传递的正常组分。当原癌基因在受到某些生物、理化等因素作用的情况下,其数量、结构或位置发生异常时则可成为癌基因,导致肿瘤的发生。

(二)癌基因的主要激活方式

1.突变引起蛋白结构与功能的变化

基因突变是癌基因激活的一种主要方式,包括点突变和缺失突变,前者指基因的核苷酸序列发生了变化,后者指基因的核苷酸组成发生了丢失,最终结果导致其编码的蛋白发生功能的改变。如前所述的 *H-ras* 基因,由于点突变使原癌基因编码的第 12 位甘氨酸残基变成了缬氨酸残基。*ras* 编码的蛋白是一个小分子 G 蛋白,具有 GTP 酶活性,在多种信号传导通路中具有分子开关的作用。当 *ras* 结合 GTP 时即成为活性形式,可活化下游分子,而当 GTP 水解成为 GDP 时 *ras* 则恢复到非活性状态。和正常的 *ras* 蛋白一样,*ras* 癌蛋白可以结合 GTP,但由于常见的 *ras* 癌蛋白的 3 个突变位点(第 12、13、61 位氨基酸残基)都位于 *ras* 蛋白的 GTP 酶活性区域,它们的突变使 *ras* 蛋白的 GTP 酶活性降低或丧失,不能把 GTP 水解成为 GDP,因此 *ras* 一直处于结合 GTP 的活化状态,使下游信号通路持续激活,引起细胞的无限制生长。大量的临床标本检测表明,30%左右的各种类型来源的肿瘤细胞都带有 *ras* 基因的点突变。

又如在多种肿瘤细胞中存在的表皮细胞生长因子受体(EGFR)基因上的变异,主要包括第 21 位外显子区的点突变(L858R)及第 19 位外显子区的缺失突变,导致其编码的 EGFR 激酶活性的升高及下游信号通路的激活,进而促进细胞的增殖与转移。针对相关突变的酪氨酸激酶抑制剂如吉非替尼,厄洛替尼已成为临床重要的靶向药物,其在对含此突变的肿瘤尤其是非小细胞肺癌的治疗中,收到了较好效果。

2.基因扩增导致拷贝数增加

myc 是一个常见的癌基因,因拷贝数增加而引起表达水平的升高是 *myc* 功能异常的重要原因。在肿瘤细胞中 *myc* 的拷贝数要远远超过正常细胞中的拷贝数。在约 30%的儿童神经母细胞瘤组织中能检测到因 *n-myc* 基因拷贝数增加所引起的蛋白表达水平的增加。*myc* 蛋白具有促进细胞增殖的作用,当 *myc* 蛋白过表达时,细胞生长就会失去控制。*myc* 基因在恶性早幼粒细胞白血病、乳腺癌、膀胱癌、前列腺癌、大肠癌、食管癌等多种肿瘤细胞中都存在扩增现象。

Ras-GDP 为无活性形式,鸟核苷酸交换因子(GEF)可促进 GDP 的释放和 GTP 的结合,使 *ras* 转换成结合 GTP 的活性形式。GTP 酶活化蛋白(GAP)可促进 *ras* 水解 GTP。当 *ras* 发生点突变时,其水解 GTP 的酶活性降低,进而处于持续结合 GTP 的活化状态

Her2/Neu 是表皮生长因子受体(EGFR)家族的成员之一,对细胞生长、分

化及凋亡起重要调节作用。该家族包括 EGFR(HER1 或 erbB1)、HER2(neu 或 erbB2)、HER3(erbB3)、HER4(erbB4)四大成员。在大多数人类肿瘤中,HER2/Neu 原癌基因的激活方式是基因扩增。1987 年 Slamon 等首次发现 HER2 在乳腺癌细胞中存在扩增现象,此后很快在肺癌、膀胱癌、结肠癌等多种肿瘤中都发现了 HER2 的扩增。目前,以 HER2 为靶点的单克隆抗体药物赫赛汀或 HER2 的激酶活性抑制剂拉帕替尼均已成为用于治疗有 HER2 扩增的肿瘤,尤其是乳腺癌的重要靶向药物,并收到了良好的临床效果。

3.染色体易位使癌基因转录水平升高或其表达蛋白结构异常

染色体易位是癌基因激活的另一种常见形式,尤其在血液肿瘤和淋巴瘤中最为常见。迄今为止,已经发现了近 400 种不同的染色体易位现象。

(1)染色体易位使癌基因转录水平升高:染色体易位是指某一染色体的片段与另一染色体的片段融合在一起的基因重排现象,它可导致原来无活性的原癌基因被移至强启动子或增强子附近而活化,伯基特淋巴瘤就是一个典型的例子。伯基特淋巴瘤在中非和东非的儿童中较为常见,与疟原虫和 EBV 病毒的感染有关。人们在研究其病因时发现,肿瘤细胞中 8 号染色体上的 myc 原癌基因与 14 号染色体上的免疫球蛋白重链基因产生了融合,使 myc 基因与具有强转录活性的免疫球蛋白启动子排列在一起,导致 myc 基因转录水平升高,产生大量 myc 蛋白,驱动淋巴细胞恶性增殖,引发肿瘤。其原因可能为疟原虫慢性感染使儿童的抵抗力降低,使他们容易被 EBV 感染。EBV 病毒的感染促进了 myc 原癌基因的易位,并最终导致肿瘤的发生。

(2)染色体易位使癌基因表达蛋白结构异常:在对慢性髓细胞性白血病(CML)的研究中发现,超过 95% 的患者都携带一种不同于伯基特淋巴瘤中的染色体易位,即位于 9 号染色体的 abl 原癌基因(发现于 Abelson 鼠白血病病毒)与位于 22 号染色体的断点集簇区(BCR)发生融合,融合基因 bcr-abl 编码产生一种新的蛋白即 bcr-abl 融合蛋白,该融合蛋白具有酪氨酸激酶活性,可通过活化 ras、PI3KAKT 等不同信号通路,促进细胞的持续增殖,最后导致癌变。因融合后的异常短小染色体是 1960 年由美国费城的两位细胞学家从慢性髓细胞性白血病细胞中发现的,故称其为费城染色体(Ph)。继 bcr-abl 被发现以后,又有多个产生融合蛋白的染色体易位被陆续发现。值得一提的是,几乎所有这些易位都发生在血细胞起源的恶性肿瘤(如白血病、淋巴瘤)中,因此检测其染色体易位已成为临床血液系统恶性肿瘤诊疗中的一种常用方法,对这类疾病的诊断、分型以及治疗都有重要的指导作用。

4.病毒基因插入诱导癌基因的转录

反转录病毒的长末端重复序列含强启动子和增强子,当反转录病毒的长末端重复序列插入宿主细胞原癌基因附近或内部时,就会使该原癌基因获得强启动子和增强子的调控而不受细胞本身信号通路的正常调控,进而处于不可控制的高表达状态。例如 $c\text{-}myc$ 基因,本来其表达受细胞外信号水平的调控,但存在于鸟白血病病毒(AMV)基因组中的 myc 基因($v\text{-}myc$)的表达,却总是处于一个持续的高水平上。

(三)癌基因的功能与肿瘤的发生发展

癌基因与原癌基因的发现促使人们进一步思考的一个核心问题是:癌基因如何通过其编码的蛋白质,最终使细胞发生恶变。如前所述,原癌基因的表达产物广泛作用于生命活动的各个环节,其发挥作用的形式也多种多样,它们可作为信号通路中的不同组分参与细胞的信号传导,尤其是促细胞增殖、运动等重要信号通路的传导。一旦这些原癌基因表达产物的功能发生异常,将导致细胞生长和运动等的异常,最终引起肿瘤的发生与发展。

1.原癌基因产物参与重要信号通路的组成

原癌基因虽然同癌症的发生密切相关,但它之所以能在长期的生物进化中得以保留,其功能绝非仅仅是促进癌症的发生。事实上,原癌基因的产物参与了许多重要信号通路的组成,这些信号通路对调节细胞增殖、分化、凋亡等均具有十分重要的作用,是维持细胞正常生命活动所不可缺少的,而只有当这些原癌基因产物发生突变或原癌基因非正常高表达而导致其处于失控的高活性状态时,才能促进癌症的发生。酪氨酸激酶受体通路是最重要的信号通路之一,各种生长因子刺激信号、细胞因子、抗原信号等,都离不开酪氨酸激酶受体信号通路。癌基因产物可作为该通路上的某一组分而使其活化,如 Sis 作为血小板衍生生长因子(PDGF)样蛋白可活化 PDGF 受体、癌基因产物 ERB2 可作为活化的酪氨酸激酶受体使该通路处于活化状态、ras 作为分子开关是酪氨酸激酶受体通路中的重要分子、myc 作为转录因子是该通路的下游效应分子等。由此可见,癌基因产物可作为信号通路的细胞外、胞膜、胞浆及胞核等不同部位的不同组分,参与和调节信号通路的活性。此外,不同的癌基因产物与 G 蛋白、Wnt 等信号通路的组成及活性状态也均密切相关。

2.癌基因产物通过不同机制导致肿瘤的发生发展

(1)癌基因产物促细胞增殖:在上述"癌基因产物参与重要信号通路的组成"中提及的酪氨酸激酶受体信号通路,是促进细胞增殖的主要信号通路,几乎所有生长因子均通过该通路发挥作用。各类生长因子如表皮样生长因子(EGF)、血管内皮细胞生长因子(VEGF)、肝细胞生长因子(HGF)、血小板衍生生长因子(PDGF)等均通过与相应的酪氨酸激酶受体结合,使后者形成二聚体而被活化,并通过 ras 活化下游的 MAPK 信号通路,最后通过转录因子 myc、Jun 对不同基因的转录调节,进而促进细胞的增殖。酪氨酸激酶受体信号通路中任何环节功能异常导致的过度活化,均可促进细胞的异常增殖。许多癌基因产物均参与了该通路的组成,并可使其处于持续活化状态,如癌基因 erb2 编码的是酪氨酸激酶受体,它的扩增或突变使 erb2 蛋白过度表达或活化;表皮样生长因子受体 EGFR 的突变可使其酪氨酸激酶活性增强而激活其下游信号通路,如 PI3K 信号通路、MAPK 信号通路;ras 的突变使其始终处于结合 GTP 的持续活化状态;myc 的过表达可上调许多促增殖相关基因的转录水平。上述分子事件都可促进细胞的增殖。过度增殖是肿瘤细胞最重要的特征之一,而许多重要癌基因的主要功能都是通过不同途径促进细胞的增殖或抑制凋亡,而抑制其活性往往可以逆转肿瘤细胞的异常增殖等事件,因此,上述分子如 Erb2、EGFR、ras 等也成为肿瘤靶向药物的重要靶点。

(2)癌基因产物抗细胞凋亡:bcl-2(B 细胞淋巴瘤/白血病-2 基因)是一个癌基因,同时又是一个重要的抗凋亡基因,它编码一个线粒体膜蛋白,能抑制多种因素引起的细胞凋亡。bcl-2 最初是在 B 细胞淋巴瘤中发现的,过表达 bcl-2 的 B 细胞淋巴瘤能够抵抗凋亡。随后的研究发现,bcl-2 在前列腺癌、乳腺癌、结肠癌等许多肿瘤中均呈高表达。由于 bcl-2 在肿瘤抗凋亡中发挥重要作用,因此 bcl-2 也成为肿瘤治疗的一个新靶点,人们正在寻找能够抑制 bcl-2 通路的各种药物,以期达到治疗肿瘤的目的。

(3)癌基因产物促肿瘤细胞转移:侵袭与转移是导致肿瘤患者死亡的主要原因。不少癌基因可通过不同途径参与肿瘤的侵袭和转移过程,如上述提到的 bcl-2 就是其中之一。bcl-2 可以和血管内皮生长因子(VEGF)等相互作用从而影响肿瘤组织中的血管生成,高表达 bcl-2 能够增加细胞的转移潜能,抑制 bcl-2 的反义寡核苷酸能够抑制肿瘤血管生成,从而抑制肿瘤的转移;除此之外,MDM2 也是一个与肿瘤转移密切相关的癌基因,它是 1992 年从一个含有双微体的自发转化的 BALB/3T3DM 细胞中克隆出来的,MDM2 在 BALB/3T3DM 细胞系中高度扩增,其扩增程度是正常细胞的 50 倍以上,随后发现该基因(在人类中为 hdm2 基因)在多种人类肿瘤中存在突变与扩增,与许多肿瘤的发生发展和浸润转移有关,尤其在软组织和骨肉瘤中,其扩增现象更为普遍。MDM2 促肿瘤转移机制和其能与 p53 蛋白结并发通过泛素化降解 p53，降低细胞内 p53 水平有关。又如癌基因 *HER2* 过表达能促进乳腺癌的侵袭和转移，患者的预后相对较差。

除上述较为经典的能够促进肿瘤转移的癌基因外，近年又发现一些新的在肿瘤组织中高表达、能够促进肿瘤侵袭转移的基因，如酪氨酸磷酸酶 PRL-3（PTP4A3），突触蛋白 synuclein-γ（SNCG）等，它们的高表达与多种肿瘤的淋巴及远端器官的转移有关。

3.癌基因与临床常见的肿瘤

迄今为止，人们已经发现了数百个癌基因，而且仍然不断有新的癌基因被发现。从功能角度分类，它们可以是调节蛋白活性的各类酶分子、调节细胞周期的分子伴侣或转录因子等，其中最为重要的是具有激酶活性的分子。

(四)癌基因在肿瘤诊断治疗中的作用

1.有助于对肿瘤的诊断

既然癌基因参与了肿瘤的发生发展过程，从理论上讲，对癌基因的检测就有助于对肿瘤的诊断。如前所述，*ras* 基因在很多肿瘤中存在突变，因此对 *ras* 基因突变的检测，有助于对某些肿瘤的诊断。胰腺癌是 *ras* 基因突变率很高的肿瘤，并且 *k-ras* 基因突变发生在胰腺癌的早期，因此对血浆 DNA 中 *k-ras* 突变的检测对胰腺癌的诊断具有一定的参考价值。又如，在大肠癌患者的粪便、肺癌患者的痰标本中都可以检测到来自肿瘤细胞 *ras* 基因的突变。但需要说明的是，目前这些检测尚属于研究阶段，而且仅依靠对这些指标的检测是远远不够的，必须结合其他临床指标综合考虑才更有意义。令人振奋的是：白血病与淋巴瘤普遍具有特异的细胞遗传学和分子生物学的标志，尤其是染色体易位现象，对疾病诊断及分型有重要意义，现已在临床广泛应用。

2.有助于对肿瘤预后的判断和病情的监测

由于许多癌基因同肿瘤的转移及复发密切相关，因此，对癌基因的检测有助于对某些肿瘤的预后判断及病情监测。如癌基因 *HER2* 过表达能增加乳腺癌的侵袭性，乳癌患者如存在 *HER2* 基因的扩增和过表达，往往易复发、预后较差。有研究表明，在单个细胞中如 *HER2* 基因拷贝数超过 5 个，则与肿瘤患者生存率降低有关。*HER2* 蛋白表达正常的患者半数生存期为 6～7 年，而高表达患者只有 3 年。因此，通过 FISH 方法检测 *HER2* 基因拷贝数或用免疫组化方法检测其蛋白含量，已成为临床上判断乳癌患者预后和监测病情的常用手段。此外，*HER2* 表达水平还与肿瘤患者对放化疗的敏感性相关，*HER2* 过表达的肿瘤细胞经常表现出对放化疗的耐受,因此对*HER2*的状态监测也有助于指导临床用药。

3.有助于研发靶向性的抗肿瘤药物

传统的化疗药物由于缺乏肿瘤细胞特异性,在治疗肿瘤的同时往往对正常细胞也造成伤害,这是长期困扰肿瘤治疗的一个重大问题。而针对肿瘤细胞中特异存在的癌基因产物进行靶向治疗则有可能从根本上解决这个问题。目前作为抗肿瘤药物靶点的癌基因主要分为 4 类,一是酪氨酸激酶,如*bcr-abl*、*c-kit*、*erbB*、*EGFR* 等;二是促血管生成相关分子,如*VEGF*、*PDGF*、*VEGFR*、*TGF*等,三是细胞周期相关激酶,如*CDK*、*Aurora* 激酶等,四是其他重要信号通路分子,如*MMP*、*mTOR*、*Akt*、*Wnt* 等。

针对癌基因及其编码蛋白的靶向药物已成为抗肿瘤药物研发及未来肿瘤药物治疗的主要方向和手段,其中一个非常成功的例子源于人们对白血病中染色体易位产生的融合基因*bcr-abl* 的研究。由于*bcr-abl* 基因只存在于恶性肿瘤细胞中,因此针对*bcr-abl* 融合基因的治疗有很强的特异性,不会损伤正常细胞,而且*bcr-abl* 是慢性髓细胞白血病(CML)的主要致病机制,因此针对*bcr-abl* 开发的小分子药物伊马替尼已成为治疗 CML 的理想药物,取得了很好的临床疗效。近年来,已有大量靶向药物陆续进入临床应用,如针对*HER2* 的人源化抗体曲妥珠单抗在*HER2* 阳性乳癌和胃癌患者中的应用、针对表皮细胞生长因子受体 EGFR 突变的靶向药物吉非替尼在有 EGFR 突变的非小细胞肺癌治疗中的应用,均收到了良好的治疗效果。近期以*c-Met* 与*Alk* 为靶点的新药克里唑替尼逐渐走向临床,已开始用于*Alk* 阳性的非小细胞肺癌及儿童相关肿瘤;而靶向 Raf、VEGFR、PDGFR、c-KIT、FLT-3 等多个位点的靶向药物索拉非尼也已开始用于或试用于晚期肝癌、肾癌、黑素瘤及肺癌等肿瘤的治疗。由于肿瘤发生发展中通常涉及多个癌基因的激活或多条信号通路的活化,因此,多个靶向药物的联合使用也势必成为未来肿瘤治疗的重要策略。

4.有助于指导临床靶向药物的使用

对癌基因及相关信号通路的研究除了作为开发靶向药物的基础外,同时对指导临床靶向药物的使用也具有重要意义。如大部分携带有表皮细胞生长因子受体 EGFR 突变的非小细胞肺癌对靶向药物吉非替尼的治疗有效,但如果其下游基因*ras* 因突变而被激活,则其疗效就会变得非常有限甚至无效。

此外,靶向药物在符合临床适应证患者中的治疗往往在初次使用中效果较好,但在使用一段时间后几乎均会发生耐药,这是由于癌基因会发生新的突变或其他通路被激活，如 EGFR 的 T790M 二次突变、*k-ras* 突变、*c-met* 扩增均会造成非小细胞肺癌对吉非替尼的耐药；又如 *bcr-abl* 基因突变的晚期 CML 患者大都表现出对伊马替尼的耐药，而科学家针对 *bcr-abl* 突变研发的尼洛替尼、达菲替尼等二代小分子药物可有效克服 CML 患者对伊马替尼的耐药。

　　总之，癌基因的研究与靶向治疗间的关联是一个交替进行的动态过程。靶向治疗源于对癌基因的相关研究，而在靶向治疗中出现的耐药现象又会促使人们对癌基因及其相关问题开展进一步的深入研究，以不断提高靶向治疗的临床疗效。

二、抑癌基因

　　从 20 世纪 80 年代早期开始，科学家陆续发现了一组基因，其编码的蛋白能抑制细胞增殖或促进其凋亡，因此被称作"肿瘤抑制基因"，也称为抑癌基因，这类基因的失活或丢失能促进肿瘤的形成。经过近 30 年的努力，人们发现抑癌基因的失活与癌基因的激活一样，在肿瘤形成中起着非常重要的作用。如果抑癌基因的一个等位基因发生突变而失去活性，另一个等位基因仍能正常发挥作用；但如果另外一个等位基因也发生突变，那么该基因将丧失对细胞增殖的监控功能，导致肿瘤的发生。其中，第一个突变多半是遗传的，而第二个突变则可能在体细胞中随机出现。与癌基因明显的不同是：抑癌基因的作用往往是隐性的，而癌基因的作用则是显性的。

（一）抑癌基因的发现与抑癌基因的杂合性缺失

1.儿童视网膜母细胞瘤与二次打击学说

　　视网膜母细胞瘤是一种罕见的儿童期眼部肿瘤，发病年龄主要集中在 8 岁以前，随后则很少发生。常见的临床表现有两种：一些没有视网膜母细胞瘤家族史的孩子表现为单侧眼的单个肿瘤，如果通过手术等将肿瘤清除，这个孩子以后不会有患视网膜母细胞瘤或其他肿瘤的风险，被认为是一种散发病例；而患有家族性视网膜母细胞瘤的儿童，他们发病年龄较早，常为双侧多发肿瘤，这些患儿在青春期患骨肿瘤的概率较正常人高出 500 多倍，以后也容易患其他肿瘤，早期手术或放疗等也不能降低这些肿瘤的发病率，这些患者的后代中有一半的孩子也将患有家族性视网膜母细胞瘤。

　　通过对上述家族性和散发性视网膜母细胞瘤的发病现象进行研究，Alfred Knudson 在 1971 年提出了"二次打击学说"以解释上述两类患病情况。该学说认为：在家族性患者中，患者通过受精卵获得一个缺陷的 *Rb* 等位基因，其所有视网膜细胞都仅携带一个完整的功能性Rb基因。如果这一仅存的Rb基因因为体细胞突变而失活,细胞将会失去所有Rb基因功能,从而导致肿瘤的发生。因体细胞基因的突变易于发生,故家族性视网膜母细胞瘤常表现为发病年龄早、易多发。而在散发性视网膜母细胞瘤中,受精卵中的Rb基因是野生型的,需要通过两次连续的体细胞突变以改变视网膜母细胞携带的两个野生型Rb等位基因后才能产生肿瘤。因在同一体细胞内的两个等位基因发生二次突变的概率较低,故散发性视网膜母细胞瘤多为单侧单个肿瘤,且发病年龄相对较晚。

虽然上述学说非常诱人,但由于当时Rb基因尚未被克隆出来,人们存在很多疑问:如果按照这个理论,持续两个体细胞突变发生的概率是10^{-12}/细胞代,而视网膜母细胞数大约为10^6个细胞,那么通过两次突变消除同一抑癌基因的两个拷贝几乎是不可能的。

2.杂合性缺失与Rb基因的发现

杂合性缺失(LOH)是指某一基因的两个等位基因出现不同的基因组变化,丧失该基因的一个等位基因的部分或全部基因组序列。LOH一般都与肿瘤的抑制基因有关,当两个等位基因都存在时,会发挥抑制肿瘤发生的作用,而当抑癌基因发生杂合性缺失时,细胞就容易转化为癌细胞。杂合性缺失与基因突变相比具有更高的发生概率,也就是说与基因突变相比,第二个拷贝更可能通过杂合性缺失而丢失,因此大部分视网膜母细胞瘤的肿瘤细胞很可能携带有杂合性缺失。1978年,通过对视网膜母细胞瘤细胞的染色体核型分析,发现13号染色体长臂存在缺失现象,多个病例的研究发现,它们都表现为13q14区段染色体物质的丢失,提示抑癌基因可能存在于这个区段。由于在13q14区域存在一个编码酯酶D的基因,而且该基因的两个等位基因编码的蛋白在凝胶电泳中呈现不同的迁移速度,很容易被检测,为检测杂合性缺失提供了一个有效的方法,因此酯酶D位点被看作当时还尚未克隆出来的Rb基因的一个替代性标志物。1986年,Rb最终被成功克隆,确如人们所预测,一条染色体上的Rb等位基因失活后,另一条染色体相关区域缺失,导致Rb基因的杂合性缺失,失去其抑癌作用,使细胞发生转化。Rb的发现很大程度上依赖于与其相邻的编码酯酶D的基因。但大多数情况下,与抑癌基因相邻的也是一些未知基因,在这种情况下,可通过对限制性内切酶片段长度多态性的分析来研究杂合性缺失,寻找和克隆抑癌基因,用此方法已克隆出多个抑癌基因,如FHIT和VHL等。

今非昔比,随着人类基因组测序计划的完成及基因深度测序的进行,虽然人们对基因的定位及功能了解在今天已变得非常容易,但蛋白功能的网络调控及不同研究汇聚的海量信息,依然需要在研究思路及方法学上的不断创新。

(二)抑癌基因失活的主要机制

抑癌基因的失活会导致细胞转化和肿瘤的发生。抑癌基因失活的方式是多种多样的,对多数抑癌基因来说,可能通过多种失活方式共同作用,其中以突变、杂合性缺失和启动子区甲基化异常3种方式最为常见。在肿瘤形成过程中,抑癌基因倾向于发生杂合性缺失,这一特点在指导人们寻找抑癌基因中发挥了重要作用;抑癌基因的表观遗传修饰如启动子区甲基化异常等也是常见的一种失活机制。例如 Rb 基因在生殖细胞中发生突变后,导致家族性视网膜母细胞瘤。然而在散发的视网膜母细胞瘤中,Rb 基因的启动子区甲基化是其失活的重要原因。但由于在每代细胞中甲基化发生的频率远低于杂合性缺失,因此,杂合性缺失仍被认为是抑癌基因失活的主要机制。

(三)Rb 和 p53 是两个最重要的抑癌基因

Rb 和 p53 是到目前为止研究相对最为透彻的两个抑癌基因,其中 Rb 编码蛋白主要通过影响细胞周期来发挥作用,而 p53 编码蛋白既可以影响细胞周期又可以影响细胞凋亡。

1.抑癌基因 Rb 与肿瘤

(1)Rb 是调控细胞周期的重要分子。

Rb 主要通过与转录因子 E2F 的结合调控细胞周期:Rb 基因能够编码一个 105 kDa 的蛋白并在磷酸化酶作用下成为磷酸化蛋白,称为 pRb。在多种肿瘤中都有该蛋白的缺失或结构缺陷。研究发现 pRb 的磷酸化状态与细胞周期密切相关,其低磷酸化状态可抑制细胞周期 G_1 进程,而高磷酸化失去抑制作用。Rb 的磷酸化状态决定细胞的增殖或休眠。这种作用是通过 Rb 与转录因子 E2F 的结合来调控的。当 Rb 处于非磷酸化或低磷酸化状态时,能够结合 E2F,抑制转录;当 Rb 被高度磷酸化时,E2F 与 pRb 解离,解离后的 E2F 可以激活多个下游基因的转录,其中发挥最重要作用的是细胞周期素 Cyclin E。实际上,Rb 能够结合多种转录因子,但对于调控细胞周期而言,E2F 无疑是最重要的。

Rb 功能异常导致细胞周期紊乱:如前所述,Rb 是细胞周期调控的重要分子,其功能异常必然会导致细胞周期紊乱,很多致癌因素都是通过影响 Rb 功能,从而引起细胞转化的。如人乳头瘤病毒(HPV)的感染是宫颈癌的主要致癌因素,该病毒编码的 E7 癌蛋白能与 Rb 形成复合物,阻滞其与 E2F 的结合,从而影响 Rb 的功能;此外,一些肿瘤病毒编码蛋白也能通过与 Rb 的结合,干扰 Rb 的功能,引起细胞转化。这些肿瘤病毒编码的蛋白在结构上并无相似之处,但它们具有与Rb结合的共同特点,进而影响Rb的功能。除了病毒编码蛋白之外,其他癌蛋白,如myc,也能够干扰Rb的磷酸化,使之失去对细胞周期的调控功能,造成细胞周期的紊乱。

（2）多种肿瘤存在Rb基因的异常:既然Rb在细胞周期调控中非常重要,那么很容易理解Rb在很多人类肿瘤中都出现功能丧失这一现象。虽然Rb基因最早是在视网膜母细胞瘤中发现的,但后来的研究发现在很多成人的肿瘤中都存在Rb基因的缺失或失活,如膀胱癌、乳腺癌、肺癌等。

2.抑癌基因$Tp53$与肿瘤

（1）发现$Tp53$是抑癌基因的曲折过程:$Tp53$是迄今为止发现的最重要的抑癌基因,在目前检测过的所有人类肿瘤中,$Tp53$是突变频率最高的,但其发现史却非常曲折。早在1979年,当普通小鼠的成纤维细胞被SV40病毒转化后,发现除了SV40的大T蛋白外,在分子量为$53×10^3$的地方还出现一条特异性条带,该条带只在被转化的细胞中存在,而在未转化的细胞中不存在;随后人们在许多未感染过SV40的人类和啮齿类肿瘤细胞中都检测到其存在。因为其编码的蛋白大小为$53×10^3$,所以人们将它命名为p53。之后的研究证明p53来源于宿主细胞,而不是病毒,由$Tp53$基因编码。因为化学致癌物转化的小鼠细胞同样表达p53。将源自肿瘤细胞的$Tp53$cDNA转染大鼠胚胎成纤维细胞,发现它可以与癌基因ras一起共同促进细胞的转化,所以当时人们认为$Tp53$是一个癌基因。随后的进一步研究发现,虽然来自肿瘤细胞的$Tp53$cDNA可使细胞发生转化,但从正常组织中获得的$Tp53$cDNA却不能使细胞发生转化,甚至对细胞转化有抑制作用。比较两种cDNA的序列发现,在源自肿瘤细胞的$Tp53$cDNA中,常有碱基的突变,使编码的氨基酸也随之发生改变。这种改变不但使p53蛋白失去了正常功能,且因其不易降解而在细胞内堆积,因此在转化细胞或癌细胞中出现了p53蛋白含量升高的现象,给人们留下一个$Tp53$是癌基因的假象。然而事实上,野生型$Tp53$基因是一个具有非常重要功能的抑癌基因。

（2）p53在调节细胞凋亡、细胞周期和DNA损伤修复中均发挥重要作用:$Tp53$编码的p53蛋白的半衰期很短,大约只有20分钟,是一个高度不稳定蛋白,在细胞内合成后不久即被降解。很多因素如X线、紫外线、引起DNA损伤的化疗药物、低氧等都能诱导p53的表达,导致细胞中p53水平快速升高。而p53作为转录因子,可激活上百种靶基因的表达,这些由p53诱导表达的靶基因直接参与细胞周期的调控和 DNA 损伤的修复,同时也参与细胞衰老、分化及凋亡的调控。

p53 促细胞凋亡:在细胞遭遇大量不可修复的基因组损伤、缺氧或者许多信号通路失调的情况下,p53 将启动细胞凋亡程序。p53 主要通过两条途径诱导细胞凋亡:一方面,p53 作为转录因子,可使促细胞凋亡的靶基因表达上调,如 BAX、PUMA、NOXA、PIDD、p53AIP1 等,同时,p53 可抑制凋亡抑制基因的表达,如 bcl-2、IGF-1R 等,并通过这些蛋白参与内源和外源凋亡途径;另一方面,胞浆中的 p53 能进入到线粒体,激活内源性的线粒体凋亡途径,促进细胞凋亡。

p53 参与细胞周期的调节:p53 对细胞周期的调节主要是通过一些细胞周期相关蛋白如 p21^{Cip1}、Siah、14-3-3σ、Reprimo 等来实现的,如果某个细胞的染色体 DNA 在细胞周期的 G$_1$ 期受到损伤,p53 将被激活,诱导 p21^{Cip1} 的合成,而 p21^{Cip1} 将阻止细胞的进一步增殖。同时,细胞内的 DNA 修复机制也将迅速启动,其中有些修复蛋白还是直接被 p53 诱导表达的。当 DNA 损伤被成功修复后,保护 p53 不被降解的信号将消失,p53 迅速被降解,p21^{Cip1} 水平恢复正常,细胞周期进程得以恢复,细胞进入 S 期,DNA 开始复制。p53 还可以通过调控其他一些细胞周期相关的靶蛋白,如 Siah 等实现对细胞周期的调控。Siah 参与 β-catenin 的降解,而 β-catenin 则可诱导 Cyclin D1 的合成,Cyclin D1 可促进细胞由 G$_1$ 期进入 S 期。因此 p53 可通过对 Siah 的调控而控制细胞周期的进程。另外,p53 也可通过对靶蛋白 14-3-3σ、Reprimo 的调控而控制细胞由 G$_2$ 期进入 M 期,以实现对细胞周期的调控。

p53 可通过不同机制避免损伤 DNA 传给子代细胞:p53 通过对不同靶基因的调控而参与细胞周期、细胞凋亡、DNA 损伤修复等各个环节的调节,保证突变的 DNA 不会传给子代细胞。在染色体 DNA 受到轻微损伤时,p53 可通过阻滞细胞周期的进程、诱导表达 DNA 修复酶对损伤 DNA 进行修复等途径,以减少基因组中突变 DNA 的积累;而当染色体 DNA 损伤严重到不能修复或者修复系统也发生变化不能行使修复功能时,p53 将启动凋亡相关基因的表达,诱导细胞凋亡,通过以上途径确保损伤 DNA 不会传到子代细胞。相反,如果 p53 一旦失去功能,细胞内损伤的 DNA 不能得到有效修复而在子代细胞中不断积累,最终可导致细胞的恶性转变。

(3)p53 异常与肿瘤。

p53 与 Li-Fraumeni 综合征:p53 的功能如此重要,人们很容易联想到 p53

的功能异常可能会引起肿瘤的发生,这在临床上也得到了证实。1982 年两位人类遗传学家发现了一种被称为 Li-Fraumeni 综合征的家族性肿瘤综合征,与前面提到的视网膜母细胞瘤家族性发病仅限于视网膜母细胞瘤及骨肿瘤不同,而 Li-Fraumeni 综合征家族对许多肿瘤都有高度的易感性,如恶性胶质瘤、白血病、乳腺癌、肺癌、胰腺癌、肾母细胞瘤和软组织肉瘤等。在这些家族中,过半数成员都被上述肿瘤所困扰,其中有 2/3 的人在 22 岁之前就有这些肿瘤的发生,有些成员甚至同时并发多种肿瘤。1990 年,研究者发现 Li-Fraumeni 综合征的大多数病例存在 17 号染色体 1 区 3 带的异常,而这恰恰是 $Tp\,53$ 基因所在区域。研究发现,在这些肿瘤多发家族的 70% 成员中,$Tp\,53$ 等位基因突变遵循孟德尔遗传法则,从母代传给子代。

肿瘤组织中广泛存在 $Tp\,53$ 的突变:除了上述 Li-Fraumeni 综合征这种极端的例子外,在 30%～50% 的人类散发性肿瘤中存在 $Tp\,53$ 基因的突变,是目前为止发现突变类型最多、在肿瘤细胞中分布最广泛的基因突变。在人类肿瘤中绝大多数 $Tp\,53$ 突变类型是点突变,迄今为止人们已经发现了众多的 $Tp\,53$ 点突变类型,其中 75% 的突变都是能引起编码氨基酸改变的错义突变。

恢复 p53 功能已成为治疗某些肿瘤的策略之一:既然 $Tp\,53$ 突变与肿瘤的发生、发展密切相关,人们自然会想到的一个问题就是能否利用 p53 进行肿瘤治疗。事实上人们也一直在进行 $Tp\,53$ 基因治疗的探索。由于腺病毒 DNA 不整合到宿主细胞基因组中,因此,应用重组腺病毒-p53(Ad-p53)进行 $Tp\,53$ 的基因治疗被认为是安全的。由于 $Tp\,53$ 在头颈部肿瘤中有较高的突变率,所以 Ad-p53 配合放疗在我国已用于鼻咽癌等头颈部肿瘤的治疗,并已取得了一定的疗效。当然,通过恢复抑癌基因功能的策略获得的疗效,与该基因异常在肿瘤细胞中发挥的作用密切相关。由于肿瘤细胞常常存在多个基因的结构及表达功能的异常,因此,对 Ad-p53 治疗的最终效果评价尚需有更多临床病例及更长时间随访资料的支持。

(四)其他抑癌基因与肿瘤

1.已被克隆的其他抑癌基因及其功能

抑癌基因及其编码蛋白可通过多种途径阻滞肿瘤的发展,它们的功能千差万别,但将它们统称为抑癌基因的唯一共性就是它们都能够抑制肿瘤的发生。它们中一些基因的功能是直接抑制细胞增殖,另外一些则是通过代谢失衡或基因组损伤反应而间接抑制细胞增殖。到目前为止,已被确证的癌基因远远多于抑癌基因,这可能与癌基因的作用常为显性、而抑癌基因的作用常为隐性而不易被发现有关。

2.其他抑癌基因失活与肿瘤发生

(1)APC与家族性腺瘤息肉:同其他肿瘤一样,绝大部分结直肠癌是散发性的,只有小部分是由家族性腺瘤息肉引起的,表现为明显的家族遗传性。科学家们通过对这些家系的肿瘤组织标本的研究,在1991年克隆了与家族性腺瘤息肉密切相关的APC基因。进一步研究发现,APC主要是通过下调细胞内的β-catenin水平而抑制细胞增殖。在家族性腺瘤息肉所致的结肠癌中,APC基因启动子区因超甲基化使转录受到抑制,导致APC基因失活,进而引起β-catenin在细胞内的积累,而后者与肿瘤的发生发展密切相关,在许多肿瘤细胞中均有升高。

(2)BRCA1与乳腺癌:乳腺癌早期发病基因1(BRCA1)是重要的经典的家族性乳腺癌相关抑癌基因。正常的BRCA1可通过形成二聚体发挥泛素酶的功能,并参与RNA合成酶功能的调节、DNA损伤修复等生物学过程,而BRCA1的基因变异可导致其编码蛋白的功能异常。有BRCA1基因突变的女性,其患乳腺癌和卵巢癌的风险,显著高于普通人群,且发病年龄相对年轻。近年来BRCA1已被作为有乳腺癌家族史的女性患者常规测序基因。除BRCA1外,其同家族成员BRCA2的失活也与乳腺癌发生关系密切。

(3)p16/MTS1与家族性黑色素瘤:恶性黑色素瘤的病因目前仍不太清楚,公认的主要致病因素包括:种族与遗传、创伤与刺激、日光照射、激素以及免疫相关因素等。一部分皮肤恶性黑色素瘤患者有遗传病史,这种有遗传性恶性黑色素瘤背景的被确定为家族性非典型痣和恶性黑色素瘤综合征。研究表明,肿瘤抑制基因p16/MTS1(INK4a,或称CDKN2A)的缺失是皮肤恶性黑色素瘤发生中最重要的基因改变。在家族性黑色素瘤中,p16/MTS1常处于失活状态,在散发性皮肤恶性黑色素瘤中,也存在p16/MTS1部分或全部表达缺失的现象。由p16/MTS1编码的P16蛋白是细胞周期素依赖性激酶(CDK)的抑制分子,对细胞周期起负性调控作用。p16/MTS1基因的失活常常是由于启动子区甲基化引起的,启动子区的甲基化可使p16/MTS1不表达或表达水平降低,使p16功能缺失,导致细胞周期异常,从而促进细胞增殖。

(4)VHL与von Hippel-Lindau综合征:Von Hippel-Lindau综合征,又称视网膜和中枢神经血管母细胞瘤病(VHL病),是一种可以发展为多种肿瘤的遗传性疾病,研究发现几乎所有该综合征的患者都有VHL抑癌基因的种系突变。和 *Rb* 基因突变一样,VHL基因也存在杂合性缺失。约70%的散发肾癌患者中因启动子区的甲基化而存在 VHL 基因的失活。VHL 基因的产物 pVHL 主要通过抑制低氧诱导因子 1α(HIF-1α)的功能而发挥抗肿瘤生长作用。HIF-1α 作为转录因子可诱导血管内皮细胞生长因子(VEGF)等一系列重要基因的表达，进而促进肿瘤的发生和转移，因此，HIF-1α 也是肿瘤靶向治疗的重要潜在靶点。

(5)*NF* 1 与神经纤维瘤：神经纤维瘤病在 1862 年被首次发现，该病的一个亚型偶尔会发展成为恶性肿瘤，命名为神经纤维肉瘤。与神经纤维肉瘤发生密切相关的基因是*NF* 1。该基因是 1990 年被克隆鉴定的，编码的蛋白为 Ras-GT-Pase 活化蛋白(Ras-GAP)。Ras-GAP 可激活*ras* 的 GTP 酶活性，促进 GTP 水解为 GDP，使*ras* 从结合 GTP 的活化状态转变为结合 GDP 的非活化状态。*ras* 是一个促肿瘤发生的癌基因，因此，NF1 是一个抑制*ras* 活性的抑癌基因。在神经纤维肉瘤中存在 NF1 基因的突变失活，导致*ras* 处于结合 GTP 的持续活化状态。在结直肠癌等一些散发肿瘤中，也存在 NF1 的突变失活。

需要特别指出的是，在肿瘤发生、发展过程中，癌基因的活化与抑癌基因的失活常常是共同发挥作用的，图 1-1 所示是结肠癌发生、发展过程中一些比较明确的基因变化过程。从图中可以看出，肿瘤的发生是一个多基因参与、多阶段演进的复杂过程，是多个癌基因激活和多个抑癌基因失活的最终结果。

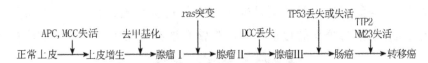

图 1-1 结肠癌发生、发展过程中一些重要的基因改变

第二章 女性生殖系统肿瘤的病理诊断

第一节 阴道肿瘤的病理诊断

一、阴道良性肿瘤

(一)乳头状瘤

阴道乳头状瘤有两型:鳞状上皮乳头状瘤和苗勒乳头状瘤。前者多位于下段近处女膜,与湿疣的主要区别是缺乏典型的挖空细胞;后者多见于幼儿,常位于阴道上段,镜下为分支的短粗纤维血管轴心被覆矮柱状-立方上皮(图 2-1)。

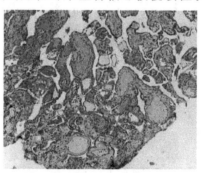

图 2-1 阴道苗勒管乳头状瘤

患者 4 岁,阴道内上 1/3 前后壁簇状新生物(HE)

(二)小管-鳞状上皮性息肉

小管-鳞状上皮性息肉罕见,息肉位于阴道上部或宫颈,多见于绝经后妇女。形态上以疏松的纤维间质肌膨胀性鳞状上皮巢和小管结构为特点,小管结构免疫组化前列腺标记阳性;可能来源于异位的尿道旁小 Skene 腺。

(三)其他良性肿瘤

阴道尚有其他少见的良性肿瘤,如绒毛状管状腺瘤(相似于结肠直肠病变)、平滑肌瘤、横纹肌瘤、血管瘤、良性混合瘤(似涎腺混合瘤,由分化成熟的鳞状上皮、黏液腺体及小型间质细胞组成)等。阴道是良性横纹肌瘤较常见的部位,发病年龄较大,平均45岁。肉眼呈孤立的结节或息肉样,通常被覆完整的黏膜上皮。镜下的横纹肌细胞可以是成人型,也可以是胚胎型。诊断此类肿瘤时要注意与横纹肌肉瘤鉴别,前者分化良好,无明显异型性、核分裂少见,无病理核分裂。

二、阴道恶性肿瘤

阴道原发性恶性肿瘤少见,大多为其他器官转移或直接浸润的继发性恶性肿瘤,诊断这一部位的恶性肿瘤时需注意除外转移性。阴道常见的原发性恶性肿瘤主要为鳞癌,其他少见的肿瘤包括腺癌、黑色素瘤、葡萄状肉瘤、内胚窦瘤、平滑肌肉瘤及血管肉瘤等;其中的葡萄状肉瘤和内胚窦瘤多见于儿童。

(一)阴道表皮内肿瘤(vaginal intraepithelial neoplasia,VaIN)

发病率比下生殖道的其他部位如宫颈、外阴的上皮内肿瘤少得多。HPV感染亦是其发病的重要因素。VaIN的大体形态可以正常或为浅糜烂或为隆起的白斑,也可呈多灶性,主要分布在阴道的上1/3段。

(二)阴道鳞癌

发生在阴道的鳞癌比宫颈少得多,大约占妇女恶性肿瘤的2%。早期鳞癌常无自觉症状,主要依靠中老年妇女的定期体检做细胞学及活检诊断。大体及光镜形态与宫颈或外阴等其他部位发生的鳞癌相似。

阴道的微浸润癌极少见,其诊断标准尚不明确。

肿瘤的复发主要在局部,常在术后2年内。临床预后主要与手术分期有关,而与癌的组织学类型和分化程度关系不大。Ⅰ、Ⅱ、Ⅲ和Ⅳ期的5年存活率为75%～80%、45%～60%、31%～43%和20%～40%,总体的5年存活率为40%～50%。阴道鳞癌经典的发展模式为:鳞状上皮内肿瘤→早期浸润癌→浸润性鳞癌包括Ⅰ、Ⅱ、Ⅲ及Ⅳ期鳞癌。

(三)阴道疣状癌

疣状癌是鳞癌的一个亚型,也是发生在阴道的一种高分化的癌,很少见;发病因素可能与HPV感染有关。

大体呈明显外生性结节状、乳头状或蕈伞样。镜下特点为分化好的鳞状细胞呈宽大的乳头状生长,基底部压向并侵入间质(同外阴)。

疣状癌手术切除后可局部复发,但很少淋巴结转移。形态上合并有经典鳞癌成分时则侵袭性强,应归类为阴道鳞癌。

(四)阴道小细胞癌

阴道小细胞癌很少见,恶性度高。它可以呈现为单一的神经内分泌性小细胞癌,形态似肺的小细胞癌。以前单凭光镜形态特点可诊断为小细胞未分化癌,以后经免疫组化及电镜观察这类肿瘤的最大特点是细胞内有神经分泌颗粒及神经内分泌的标记,故将它列属于阴道神经内分泌肿瘤。既没有鳞、腺分化,也没有神经内分泌表达的肿瘤才归属为未分化或分化不良的小细胞癌。有的病例除小细胞癌结构外,尚可见腺癌或鳞状细胞癌的分化,具有一定比例此种组织学结构的肿瘤,也可称为复合性小细胞癌。阴道的神经内分泌肿瘤,除小细胞癌及复合性小细胞癌亚型外,也可表现为其他亚型包括经典的类癌及不典型的类癌形态结构。

(五)阴道腺癌

阴道原发腺癌少见,诊断时需注意除外来自子宫、宫颈、卵巢、输卵管、结直肠、泌尿道和乳腺的转移性癌。

病理形态:根据临床病理特点可以分为以下 4 型。

1.透明细胞癌

透明细胞癌最常见。光镜形态与子宫或卵巢的同类型癌相似。较老的文献称为中肾样癌,现在已公认它是起源于 Müllerian 上皮。免疫组化及电镜显示亦与发生子宫及卵巢的透明细胞癌相似。

患者以青年居多,平均年龄为 17 岁,12 岁前及 30 岁后很少。肿瘤位于阴道的任何部位和(或)宫颈,60%位于阴道,多在上段前及侧壁;临床预后通常较好,小的病变可以手术治愈,浸润深度 3 mm 以上者复发转移率增高。患者常有接触雌激素的历史,故提示这类型腺癌可能与雌激素或有关药物有关。

诊断时要注意与阴道腺病的微小腺体增生和 Arias-Stella(A-S)反应鉴别。二者均可发生在宫颈,也可见于阴道腺病。微小腺体增生时的腺体大小较一致,无明显癌性间质反应,细胞无明显异型性,透明细胞黏液染色强阳性等特点可与之鉴别;A-S 反应则以细胞核的退变为特征。

透明细胞癌除局部蔓延外,亦可经淋巴道或血行转移至盆腔淋巴结、肺部及锁骨上淋巴结等处。临床 5 年生存率约为 80%，Ⅰ 期病例约为 100%，复发的时间多在 3 年内。提示预后较好的因素包括：早期病变，肿瘤体积小，组织学囊管状图像，核分裂少和异型性轻。

2.子宫内膜样腺癌

子宫内膜样腺癌第二常见。常位于阴道直肠间隔、阴道穹隆、后壁或侧壁，一般早期常并无阴道或直肠黏膜的侵及。它可以起源于阴道异位的子宫内膜，近年 Staats 等(2007)报道的 18 例病例中，14 例可见异位子宫内膜并存。临床早期的病例预后较好，在 Staats 等的 11 例 Ⅰ 期材料中有 2 例复发但均存活。

3.黏液腺癌

黏液腺癌可以来源于阴道腺病、尿道旁的 Skene 腺、子宫黏膜异位症、异位的肠黏膜或泄殖腔残留物。后者又称阴道泄殖腔肿瘤，患者无结肠癌病史，多见于中老年人；镜下与结肠腺癌相似，即肠型黏液上皮癌，有的还伴有腺瘤或正常腺体成分(图 2-2、图 2-3)；免疫组化染色 CK20 和 CEA 阳性，CK7 阴性。来自阴道腺病的阴道黏液腺癌常伴有鳞化和肠化，免疫组化染色 CK7 和 CEA 阳性，CK20 阴性。尿道旁 Skene 腺来源的腺癌免疫组化前列腺标记阳性。

由于阴道原发性腺癌少见，诊断时应注意有无宫颈、消化道或泌尿道癌的病史以除外转移性。还应注意有无子宫切除史，因为切除了子宫以后的输卵管可脱垂至阴道，在伴有炎症和增生时可以形态不典型，容易被误认为腺癌。

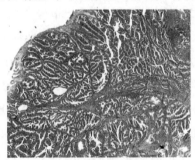

图 2-2　阴道黏液腺癌

患者 53 岁，阴道后穹隆 11° 有一直径 3 cm 肿物，质硬、紫红色、菜花样，突出黏膜 2 cm，表面黏膜缺失；同时见近处女膜处质硬结节，表面黏膜完整，基底呈浸润性，直径约 3 cm。此图示阴道后穹隆活检低倍镜下很像结肠癌(HE)

4.中肾管源性腺癌

这型癌仅有个案报道，似乎侵袭性不强，治疗以手术为主。常位于阴道侧壁,来源于中肾管残件。组织学呈现为分化较好的管状腺癌,腺体较规则,大小较一致,腺上皮为矮立方或矮柱状,胞质较透明或空泡状,需要注意与透明细胞癌鉴别。免疫组化 CD10、vimentin、calretinin 阳性。

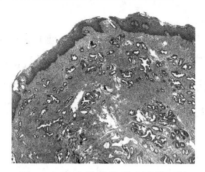

图 2-3　近处女膜处质硬结节活检

鳞状上皮下的黏液腺癌伴有腺瘤成分(HE)

(六)阴道胚胎性横纹肌肉瘤或称葡萄状肉瘤

葡萄状肉瘤是阴道较少见的、恶性度较高的肿瘤。其临床病理主要特点为:①绝大多数为5岁以下幼儿,平均年龄 2 岁以下;②主要位于阴道前壁,大体呈多结节或息肉状互相融合的突起,紫红色,形似葡萄,因此而得名;③临床上主要症状为阴道出血,检查时葡萄状肿物充满阴道,有时可突出阴道外口;④光镜下特点为胚胎性横纹肌肉瘤的结构和上皮下的"生发层"。

病理形态:肿瘤呈结节或息肉状,突起的表面被覆鳞状上皮,可有糜烂或溃疡形成。息肉的间质为疏松水肿样富于黏液的幼稚的间叶组织,其上皮下可见不连续的"生发层",主要细胞为淋巴细胞样或纤维母细胞样的幼稚的间叶细胞和少量不成熟的横纹肌母细胞,后者形态上或为圆形胞质较宽、透明富于糖原的无明显肌性分化的幼稚肌母细胞,或似单核细胞样,或短带状突起的胞质强嗜酸性,或红颗粒状示有肌性分化的肌母细胞。有时在这些幼稚的间叶细胞及肌母细胞之间常可见分化较好横纹肌母细胞,它们具有明显的长短不一的带状胞质,有纵纹或横纹分化。在肿瘤细胞间还可见呈蝌蚪样或网球拍样的多核细胞,这些多核巨细胞胞质较红,仔细观察也可见纵纹或横纹分化。带状或网球拍样细胞是较典型横纹肌分化细胞。有时肿瘤分化较低,或经治疗后残留病变很少或有退化,常规染色无明显肌性分化细胞,则需借助于免疫组化协助证实诊断。有的肿瘤有灶性软骨岛,通常患者的年龄相对较大,预后相对较好。

阴道葡萄状肉瘤最主要的特点是:婴幼儿阴道葡萄状肿物,肿物主要由富于黏液的幼稚的间叶组织构成,有横纹肌分化即可诊断。

鉴别诊断:①良性横纹肌瘤,此瘤大体可呈结节或息肉,但无明显葡萄状外观,婴幼儿少见;组织学上分化好,主要特点为似胚胎性分化的排列较规则的正常胚性横纹肌,或似正常成人成熟的横纹肌,无多量幼稚的间叶细胞或不成熟的肌母细胞及黏液性间质。②阴道息肉,常为单发,无葡萄状外观,间质可以有少数核大深染的异常细胞,无幼稚间叶细胞及横纹肌分化的细胞。③阴道内胚窦瘤,发生在婴幼儿,可呈结节或息肉,富于幼稚的黏液性间质,可与葡萄状肉瘤相似。但组织学内胚窦瘤除黏液性间质外,都可找见各种上皮性分化,鉴别诊断并不困难。

(七)阴道苗勒管腺肉瘤

阴道苗勒管腺肉瘤罕见,文献上仅有个例报道。临床常伴有或继发于反复复发的难治性子宫内膜异位症,表现为阴道内快速长大的包块。

病理形态:大体为结节或息肉样,直径为 1～20 cm(平均为 6.5 cm);切面实性或有小囊状裂隙或囊实性,囊内可含黏液样或血样物。

镜下肿瘤由两种成分混合构成即良性或少数异型的腺体和肉瘤性间质。腺体结构不规则,呈裂隙状和息肉样突入管腔(图 2-4),腺上皮有不同程度的萎缩、增生或复层化。所谓肉瘤性间质是指腺管周呈“剑鞘样”围以细胞丰富的纤维母细胞套,常有异型性和核分裂(图 2-5)。

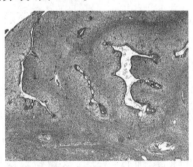

图 2-4　伴有难治性子宫内膜异位症合并的阴道苗勒管腺肉瘤(HE)

(八)其他

阴道原发性恶性肿瘤除上述各型外,尚可见平滑肌肉瘤、基底细胞癌、恶性黑色素瘤、恶性苗勒混合瘤、腺泡状软组织肉瘤、滑膜肉瘤、恶性神经纤维瘤及恶性纤维组织细胞瘤等。阴道的恶性黑色素瘤常位于下 1/3 段,小结节或息肉样,有时伴有表面溃疡,镜下形态经典的病例诊断不难;但梭形细胞亚型的黑色素瘤有时很像肉瘤,免疫组化除 S100 外,其他常用的黑色素瘤标记如 HMB45、Mean A 通常阴性,需要注意鉴别。

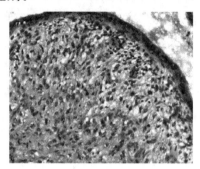

图 2-5　高倍镜下腺管周的密集细胞带(HE)

阴道的转移性肿瘤比原发性恶性肿瘤更常见,多来自女性生殖道、卵巢、下消化道及泌尿道等。有时临床上来自直肠的胃肠道间质瘤(GIST)可以很像阴道的平滑肌肿瘤,镜下常规的组织学形态也很难鉴别,但前者免疫组化 desmin 阴性。

第二节　卵巢表面上皮-间质肿瘤的病理诊断

一、浆液性肿瘤

浆液性肿瘤多见,占上皮-间质肿瘤的 46%,以良性为主(大约良性占 50%;交界性占 15%;恶性占 35%)。长期的医学实践总结此肿瘤有以下临床病理特点:①类似输卵管上皮,分化好时有纤毛;②砂粒体及砂粒体癌;③可在卵巢内和(或)卵巢表面生长;④常有乳头图像,良性瘤结构简单;交界瘤分支复杂但发育好;恶性者发育不好,常以腺管、筛状、实性、微囊和梁索图像为主;⑤交界瘤可伴有微乳头图像或偶见微浸润;⑥可双侧卵巢同时发生或伴有卵巢外种植,少数为侵袭性种植;⑦交界瘤可出现淋巴结,甚至罕见的远处转移;⑧低级别癌临床进展缓慢,高级别癌侵袭性强。

(一)良性浆液性瘤

良性浆液性瘤常见,发生率占卵巢良性肿瘤的 25%,占浆液性肿瘤的 58%。12%～23%为双侧性。

病理形态:大体多为囊性,单或多房,表面光滑,囊内壁常有乳头,故常称为浆液性乳头状囊腺瘤。囊内充以清亮浆液,但有时也可混有黏液。若囊内外均有乳头或表现为全部卵巢表面乳头状生长,形成一种亚型即卵巢表面浆液性乳头状瘤,其他类型上皮的肿瘤无此亚型。镜下,浆液上皮呈矮柱状或立方形,可有纤毛,相似于卵管上皮;也可相似于增生的间皮。乳头结构较宽,可有简单的分支,上皮为单层,局部可有轻度异型性。有的病例纤维间质增生较明显,形成结节状纤维性团块,有时以乳头间质内纤维间质增生为主,就构成浆液性腺纤维瘤或囊性腺纤维瘤。腺腔内或乳头间质内砂粒体的形成对判断肿瘤的良恶性无意义。

(二)浆液性交界瘤(serous borderline tumors,SBTs)

卵巢浆液性肿瘤中 9%～15% 为交界瘤。患者相对年轻,平均年龄 38 岁,40% 为双侧性。

病理形态:大体多为囊实性,常有孤立或融合的乳头;与癌相比,通常质地相对较韧、光泽,缺乏出血坏死和片状实性结构。镜下,低倍结构为自囊壁伸延的、复杂的、逐级分支的囊内乳头(图 2-6)和(或)直接在卵巢表面生长的复杂乳头;高倍镜下肿瘤细胞有异型性和偶见核分裂。在纤维结节或斑块处的纤维间质内可见腺管结构,这些腺管是复杂乳头结构的横切面而不是间质浸润。合并妊娠的患者常有较明显的黏液分泌和嗜酸性化生细胞。若肿瘤组织学符合上述交界性肿瘤标准,而且为浆液性上皮即诊断为交界性浆液性肿瘤。当纤维增生明显时可诊断为交界性浆液性腺纤维瘤或囊腺纤维瘤,若以表面乳头状生长为特征则称作表面乳头状浆液性交界瘤,是交界瘤的高危因素之一。

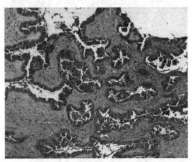

图 2-6　浆液性交界瘤
卵巢浆液性交界瘤逐级分支的乳头结构,上皮有复层和出芽(HE)

(三)浆液性腺癌

浆液性腺癌占卵巢上皮性癌的 40%～60%,在西方国家可达 85%。目前认为,绝大多数是源于输卵管上皮癌的播散所致。大约 2/3 为双侧肿瘤,绝大多数 (90%~95%)为分化差的(高级别)癌,常伴有卵巢外播散。

病理形态:分化好的(低级别Ⅰ型癌)常呈囊实性,囊内或表面有柔软而融合的乳头。少数肿瘤完全为表面乳头性。分化差的(高级别Ⅱ型癌)肿瘤为实性、糟脆、出血坏死、多结节状。

镜下:典型的浆液性癌是乳头状和伴有裂隙状腔隙的微乳头图像(图 2-7),有的同时伴有腺样、筛状、实性、微囊和小梁结构;这些多种结构的不同比例混杂可以使得此型肿瘤的形态很不典型。其中的腺样和筛状区域可以很像子宫内膜样癌,有的筛状结构还可见黏液样物,很像黏液性癌;分化较差的区域形成的宽带状或片状透明细胞图像可以很像移行细胞癌或透明细胞癌从而形成浆液性癌的种种不同亚型。浆液性癌按细胞异型性和核分裂活跃与否分为高级别和低级别。高级别浆液性癌的细胞异型性突出(大小和形态变化≥3∶1),核分裂≥12/10 HPFs,可以没有明确的间质浸润。免疫组化 CA125、WT1、p16 和 p53 弥漫阳性(图 2-8),其中 WT1 阳性可以用于与形态上易混淆的子宫内膜样癌和透明细胞癌区别。

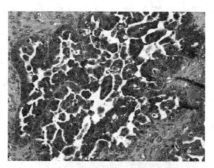

图 2-7 卵巢高级别浆液性癌(HE)

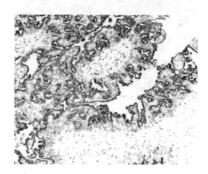

图 2-8 卵巢浆液性癌 CA125 强阳性

分化较好的低级别癌少见(约占浆液性癌的10%),常(60%)伴有交界瘤成分,细胞中度异型性,核分裂≤12/10HPFs,与交界瘤的区别是有明确的(直径>5 mm/1张切片)破坏性间质或被膜浸润。浸润的图像为繁茂的微乳头或筛状结构融合成片取代或插入原有间质,腔隙内乳头、微乳头或细胞簇(图2-9),上皮囊肿内的不规则乳头以及硬化间质内插入的腺体。这种分化好的浆液性癌雌激素受体和WT1均阳性,可以与子宫内膜样癌区别。

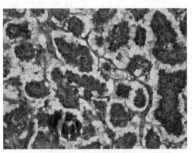

图2-9 卵巢低级别浆液性癌

无衬覆细胞的腔隙内微乳头浸润图像(HE)

有的肿瘤细胞异型性不突出但形成大量砂粒体,又称砂粒体癌(图2-10),临床呈惰性过程。砂粒体癌的特点是细胞核异型性不突出(轻-中度异型性),核分裂罕见,但有破坏性浸润性生长(侵入卵巢间质、血管或盆腹腔脏器);砂粒体成分的比例>75%,没有片状上皮区域(细胞巢直径<15个细胞)。

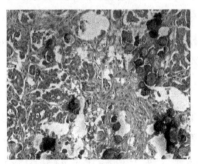

图2-10 砂粒体癌(HE)

浆液性癌需要注意与其他类型卵巢癌,特别是有乳头结构的癌鉴别。子宫内膜样癌多为腺管及绒毛腺管状乳头,分化较好常伴有鳞化,砂粒体很少见。透明细胞癌常为多种结构而浆液性癌的图像相对较为单一。此外,卵巢高级别浆液性癌合并输卵管上皮内癌的概率较高,也可协助判断。恶性间皮瘤,特别是仅限于卵巢的间皮瘤,其乳头结构和细胞异型性均不如浆液性癌复杂和突出,免疫组化 calretinin、CK5/6 阳性。子宫或腹膜原发的浆液性癌转移到卵巢时很难鉴别,由于卵巢、输卵管和腹膜的浆液性癌均免疫组化 WT1 阳性,WT1 阴性可以提示卵巢转移性子宫内膜浆液性癌。

二、黏液性肿瘤

黏液性肿瘤较多见,约占上皮-间质肿瘤的 36.5%,以良性为主;恶性者少见,仅占卵巢原发性上皮性癌的 12%;在英国一家肿瘤研究所每年注册的 150 例卵巢原发癌中,仅 10 例为黏液性,诊断时需注意与转移性鉴别。卵巢原发黏液性肿瘤有以下临床病理特点:①多为单侧发生;②肿瘤常体积较大,组织分化程度不均一,需要认真观察取材以避免疏漏恶性病变;③组织学分为肠型和宫颈样型,膨胀性生长;④上皮内癌和微浸润性病变时,应注意除外合并浸润性癌;⑤偶可合并附壁结节;⑥通常不形成黏液池或印戒细胞。

(一)良性黏液性瘤

良性黏液性瘤多见,约占卵巢黏液性肿瘤的 80%。

病理形态:体积通常较大、单侧,约 5% 为双侧。外表光滑无乳头,打开可为单房、多房或略呈蜂窝状,含黏液;3%～5% 可合并有皮样囊肿。囊壁被覆单层柱状黏液上皮,细胞核位于基底部;有的上皮相似于宫颈的黏液柱状上皮,有的为相似小肠的有明显杯状细胞的黏液上皮。可有轻微细胞复层和异型性,在乳头的底部有隐窝腺或子囊,不要误认为浸润。少见的情况下,囊内的黏液可溢入间质引起小的黏液性肉芽肿(即所谓"假性浸润"),局部有较多组织细胞和多核巨细胞,之后可以机化,注意与继发于腹膜假黏液瘤的卵巢假黏液瘤鉴别,后者黏液池内有小簇和小条黏液上皮。

(二)黏液性交界瘤(mucinous borderline tumors,MBTs)

卵巢黏液性肿瘤中 12% 为交界性。肿瘤符合上述交界性肿瘤标准,而且为黏液性上皮即诊断为交界性黏液性肿瘤,当纤维增生明显时可诊断为交界性黏液性腺纤维瘤或囊腺纤维瘤。按上皮分化方向分为肠型和宫颈样型两个亚型,肠型者合并恶性的比例相对高,少数肠型黏液性肿瘤可产生大量胃泌素,引起 Zollinger-Ellison 综合征;合并上皮内癌时应充分取材除外浸润。

1.肠型 MBTs

肠型 MBTs 发生率在卵巢黏液性交界瘤中占 85%,以往诊断为高分化癌的材料中 50%～72% 被重新归类为肠型 MBTs。发病的年龄段较宽,Lee 和 Scully (2002)研究的 74 例肠型 MBTs 为 14～84 岁,平均年龄 46 岁。

病理形态：大体上，肿瘤几乎总是（90%以上）单侧发生，通常体积较大（平均直径为17 cm）。切面多（3/4）呈多房囊性，部分区域呈不同程度致密的蜂窝状或囊壁增厚、纤维化；大部分囊内壁光滑或局部较粗糙，仅少数有细乳头，但不如浆液性和宫颈样型MBTs明显。肿瘤可以与周围器官粘连，但除极少数合并腹膜黏液瘤外，很少合并卵巢外病变。镜下囊壁被覆的上皮似小肠上皮（图2-11），有杯状细胞、潘氏细胞，乳头的轮廓很像小肠绒毛；上皮有复层化和异型性，异型性突出时杯状细胞减少。

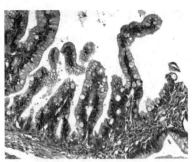

图2-11 卵巢肠型黏液性交界瘤囊壁被覆的上皮很像小肠绒毛（HE）

此型肿瘤的突出特点是分化程度的异质性，在同一标本，甚至同一切片内良性-交界-恶性成分可混合存在。这就需要在诊断时注重大体观察，选择实性、乳头的基底部及包膜粗糙处取材，尽量避免疏漏浸润性病变，尤其是在冷冻诊断时。

另一个突出特点是免疫组化表型，特别是少数来源于畸胎瘤的黏液性肿瘤，其免疫组化表型等同于上消化道黏液性肿瘤，即：灶性或弥漫表达CK20、CA19-9、CEA和CDX2，而CK7虽然常弥漫阳性，但罕见可以是灶性阳性或阴性。

2.宫颈内膜样型MBTs

宫颈内膜样型MBTs又称苗勒管型MBTs，由于镜下与浆液性肿瘤相似，又被称作浆液性或混合上皮性。此型在黏液性交界瘤中仅占5%～15%，临床病理特点（包括免疫组化的表型）更像浆液性交界瘤：可伴有微乳头结构、微浸润、腹膜种植和累及淋巴结。与肠型相比，此型患者的发病年龄较轻（平均28.8～34岁），较多见有双侧性（40%）和伴有子宫内膜异位症（30%）等其他上皮成分或卵巢外种植（23%），恶性罕见。

病理形态：大体上，肿瘤的体积相对较小，呈单房或少房，常可见表面或壁内乳头。镜下肿瘤细胞的分化有明显的不均一性，此特点与肠型MBTs相似；乳头的结构同时兼具浆液性和黏液性肿瘤的共同特点，上皮可伴有浆液性、子宫内膜样或鳞状分化。有的病例合并子宫内膜异位灶。

此肿瘤虽然可有盆腔复发,但临床过程缓慢,不伴有腹膜黏液瘤;发生恶变的概率很低。预后主要与临床分期、是否合并微乳头状癌和破坏性浸润相关。

3.上皮内癌

上皮内癌又称非浸润性癌,多见于肠型 MBTs。

病理形态:肠型 MBTs 的部分区域细胞复层 4 层以上并在腺腔内呈实性、乳头或筛状结构,之间有平滑的纤维间质而不融合(图 2-12),或囊壁衬覆上皮有明确恶性的细胞学特征;宫颈型 MBTs 则以上皮重度异型性为指标;均被称作交界瘤合并上皮内癌。关于此类肿瘤的预后,Lee 和 Scully(2000)观察了69 例有充分随诊材料的病例,有 2 例(5.8%)复发死亡,Seidman 等(2000)和 Rodriguez 等(2002)的材料则显示,预后同交界瘤。需要再次强调的是,上皮内癌的诊断一定要建立在充分取材、明确除外浸润和转移性癌的前提下。

4.微浸润与微浸润性癌

浸润的面积限定于 3~5 mm 范围内,可以是多发性。"微浸润性交界瘤"是指交界瘤伴或不伴有上皮内癌,间质内有单个或小簇状分布的、具有嗜酸性胞质的上皮细胞(图 2-13)。对 42 例此类肿瘤患者(34 例肠型,6 例宫颈样型,2 例混合型)平均 6 年的随诊观察结果显示,生存率为 100%。"微浸润性癌"是指交界瘤同时伴有上皮内癌,浸润的成分结构较复杂,呈筛状或成簇的乳头,细胞有高度异型性但病变的直径仍在微浸润范围内。目前,这两个名词的区别仅限于形态学,其临床意义是否有所不同,尚有待探讨。对于希望保留生育的这类肿瘤患者可行保守的手术治疗。确立诊断一定要充分取材除外破坏性浸润。若肿瘤以交界瘤为主体,局部伴有大于微浸润的癌灶,可诊断为"黏液性交界瘤伴有黏液性癌",并注明癌灶的最大径,以提示临床关注。

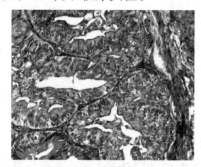

图 2-12 卵巢肠型黏液性上皮内癌

肿瘤细胞在腺腔内呈实性、筛状结构,腺腔之间有平滑的纤维间质而不融合(HE)

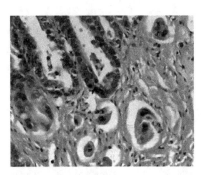

图 2-13　卵巢黏液性交界瘤合并上皮内癌及微浸润(HE)

(三)黏液性癌

卵巢原发性黏液性癌很少见,占卵巢原发癌的 6%～10%;在 Seidman 等 (2003)研究的124 例卵巢原发癌中,仅有 3 例(2.4%)是黏液性癌。近年也被归入 Ⅰ 型(低级别)卵巢癌组。近年有学者强调,不同组织病理的亚型(肠型或宫颈内膜样型)的癌病变机制不同,肠型的癌具有胃肠道癌的分子水平改变,术后应用胃肠道癌的化疗方案治疗。

病理形态:肿瘤通常较大(直径为 15～20 cm),单侧,表面光滑;约 5% 双侧性。切面多房或单房囊性,常有出血坏死、乳头和实性区,也可以实性区为主。

镜下:通常合并有肠型上皮的良性、交界性和上皮内癌成分。由于肿瘤分化不均一,恶性区域常仅为局部,必须强调任何肉眼可疑的区域都要充分取材。诊断黏液性癌的关键是肿瘤有明确的胞质内黏液和膨胀性浸润。分化差的区域通常黏液分泌不明显,可以很像子宫内膜样癌。浸润的组织图像通常以膨胀性为主,有时与插入式混合存在,后者提示预后不良。膨胀性浸润除了叶状迷路样腺体和复杂乳头结构外,有时仅在囊内呈息肉或结节样膨胀性浸润而不侵入囊壁。手术时约 80% 为临床 Ⅰ 期。

卵巢黏液性癌大多数是膨胀性浸润而且肿瘤限于盆腔。临床 Ⅰ 期而且为膨胀性浸润的肿瘤通常预后很好,有学者分析 9 例病例随诊 6～69 个月均未见复发或转移。浸润性生长的确定还需注意除外"假性浸润"即因黏液性物质破入间质导致的假象(图 2-14)。

(四)黏液性肿瘤伴附壁结节

少数黏液性肿瘤,无论良性、交界性还是恶性均可伴有附壁结节,结节的性质可以是良性也可以是恶性,还可以二者混合存在。

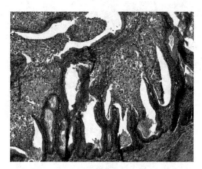

图 2-14　卵巢黏液性囊腺瘤

患者 71 岁,左卵巢肿物直径 14 cm。镜下囊腔内的黏液破入
间质伴有吞噬细胞和巨细胞反应,局部的上皮分化好(HE)

病理形态:大体囊壁内有一个或多个结节,通常 2～3 cm 大小,最大可达
12 cm。分化不良癌通常有丰富的嗜酸性胞质,细胞核高度恶性,CK 弥漫强阳
性。肉瘤通常为纤维肉瘤或横纹肌肉瘤(图 2-15)。良性的反应性肉瘤样结节通
常体积较小且边界清楚,镜下由梭形细胞、破骨样细胞和急慢性炎细胞构成,有
灶性出血坏死和细胞异型性;免疫组化染色证实含有多量组织细胞。

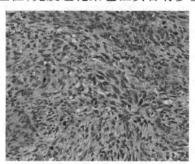

图 2-15　卵巢黏液性囊腺瘤伴肉瘤性附壁结节

患者 29 岁,左卵巢囊肿直径 20 cm,内壁可见一直径
2 cm结节。结节镜下为肉瘤图像(HE)

(五)腹膜假黏液瘤

这是一个用于描述盆腹腔内大量黏液或胶样物质的临床术语,病变来源于
消化道,主要是阑尾。因为传统上此病变被认为是卵巢原发的,故暂时仍归入此
节叙述。

病理形态:镜下为黏液池内无细胞或仅漂浮有小条黏液上皮,需注意其中上
皮的异型性(良性、交界性、恶性);良性或交界性上皮者(图 2-16)被称作"播散性
腹膜黏液腺病",近年也被称作低级别腹膜黏液性癌,通常无浸润性生长和淋巴

结转移,手术中容易与周围组织分离,临床呈缓慢进展过程;上皮呈明确恶性者,则称其为"高级别腹膜黏液性癌"或转移性黏液腺癌,呈浸润性生长,细胞异型,有时呈印戒状或形成实性结构,常是来源于阑尾或结肠腺癌,临床预后不良。在合并有腺瘤的黏液腺癌病例,以上良恶性上皮成分常混合存在。

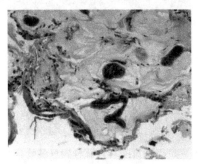

图 2-16　腹膜假黏液瘤
黏液池中漂浮有小条黏液性上皮(HE)

　　临床伴有腹膜假黏液瘤的卵巢黏液性肿瘤与原发的卵巢黏液性肿瘤不同,前者多为双卵巢病变,上皮通常表现为高柱状良性或交界性肠型,漂浮在片状黏液池中;黏液伸入间质,形成"卵巢假黏液瘤"。而伴有腹膜假黏液瘤的阑尾黏液性肿瘤一般不如卵巢的病变明显,可与盆腔肿瘤融合不易辨认,也有时因病变很小而被肉眼忽略;因此,在诊断合并腹膜假黏液瘤的卵巢黏液性肿瘤时一定要同时认真检查阑尾并将其全部取材包埋镜检。如果认真检查阑尾后仍未发现肿瘤,或卵巢黏液性肿瘤伴有表皮样囊肿而并无阑尾病变,则可认为卵巢为原发肿瘤。除阑尾和卵巢之外,还可来源于其他组织和器官,包括结、直肠、胃、胆道、胰腺等。

三、子宫内膜样肿瘤

　　肿瘤具有子宫内膜[上皮和(或)间质]的组织学特点,可来自异位的子宫内膜和卵巢表面上皮。肿瘤的组织学类型主要包括子宫内膜样囊腺瘤、囊腺纤维瘤、腺纤维瘤,子宫内膜样交界瘤,子宫内膜间质肉瘤、腺肉瘤、恶性 Müllerian 混合瘤、腺癌纤维瘤和子宫内膜样癌。在预后上,临床Ⅰ期的低级别癌多呈膨胀性浸润生长,术后很少复发;而高级别的癌常呈破坏性浸润,侵袭性较强;同时合并有子宫内膜异位症的肿瘤患者通常较年轻,临床预后较好。

(一)良性子宫内膜样肿瘤

　　良性子宫内膜样肿瘤少见,主要是发生在生育年龄妇女的腺纤维瘤。

病理形态：肿瘤常有明显的纤维间质，呈腺纤维瘤（图 2-17）或囊腺纤维瘤结构，可有鳞化。与子宫内膜异位症或囊肿的区别是不具有明显突出的子宫内膜间质成分，肿瘤以实性为主。

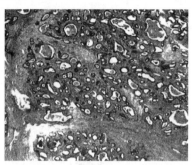

图 2-17　卵巢子宫内膜样腺纤维瘤（HE）

(二)子宫内膜样交界瘤

子宫内膜样交界瘤少见，绝大多数为临床Ⅰ期，临床预后好。有的病例（63%）伴有子宫内膜异位症，还有的病例同时伴有子宫内膜的增生或癌。

病理形态：多为单侧性，在 Bell 总结的 50 例临床Ⅰ期的卵巢子宫内膜样高分化癌和交界瘤病例中，仅 3 例为双侧性。肿瘤大小为 2～40 cm，以实性为主，部分为囊实性或囊性，高级别交界瘤则囊性比例增加。切面棕色至灰白色，部分可有囊内壁乳头；肿瘤大时可有出血坏死，大体上不能与恶性肿瘤鉴别。

镜下：交界瘤比良性肿瘤的腺体结构复杂、密集，可有灶性筛状结构，细胞复层及不同程度异型性，偶见核分裂。低级别交界瘤多为腺纤维瘤样结构，其中的腺体成分较良性子宫内膜样瘤密集，局部有腺体拥挤，可有灶性筛状结构；细胞核异型性轻微，偶见核分裂（<3/10HPFs）。高级别交界瘤有两种生长图像：①以实性为主，有明显的纤维间质呈腺纤维瘤或囊腺纤维瘤样，与低级别交界瘤相比，拥挤密集的腺体结构比例增加；细胞核复层，异型性增加，核分裂数增多，并常伴有鳞化；②肿瘤囊实性，呈绒毛腺管状及乳头状增生，形态类似高分化绒毛腺管状子宫内膜样癌（图 2-18）。有时以上两种图像可混合存在。若肿瘤的部分腺上皮有高度异型性，但并没有膨胀性浸润的结构，亦未见明确的插入性间质浸润，可诊断"交界瘤合并上皮内癌"；若同时有直径<5 mm 的膨胀性浸润，可诊断为"交界瘤伴上皮内癌及微浸润"，其生物学行为亦等同上皮内癌。若有灶性插入性浸润或这些密集的腺体和乳头融合成片状生长，且直径>5 mm 应明确诊断为癌。

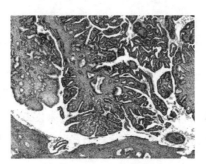

图 2-18 卵巢高级别子宫内膜样交界瘤
囊内乳头状结构（HE）

(三)子宫内膜样癌

子宫内膜样癌占卵巢上皮性癌的 12%～30%，是次于浆液性第二常见的、并且预后相对好于其他类型的卵巢上皮性癌；也是临床Ⅰ期的卵巢癌中最常见（约占 50%）的组织类型。约 28% 为双侧性。肿瘤在同侧卵巢或盆腔其他部位合并内膜异位的概率可高达 42%，患者通常较年轻。15%～20% 的病例可同时伴有子宫体的子宫内膜癌。

病理形态：肿瘤一般体积较大，实性、质软，常有出血坏死；或为囊性，内有实性结节突入囊腔。

组织形态与子宫体的内膜腺癌及其亚型相似，也是腺管-乳头状结构的肿瘤。腺体的结构通常较小，形态较一致，可伴有鳞状或黏液分化，有的伴有分泌；乳头结构呈绒毛状，有明显的纤维血管轴心；有的区域还可伴有筛状和实性片状结构。肿瘤的浸润方式类似子宫内膜样癌即以膨胀性为主，伴有插入性浸润者复发率增加。形态上，高级别的卵巢内膜样癌与高级别浆液性癌很难鉴别，低级别的卵巢内膜样癌可以很像低级别浆液性癌和黏液性癌（伴黏液性化生时）；还有的肿瘤呈实性微腺管状、筛状或片状图像，很像成人型颗粒细胞瘤；有时肿瘤的灶性或弥漫区域很像卵巢支持-Leydig 细胞瘤，尤其是当肿瘤伴有间质黄素化和临床出现内分泌异常时，免疫组化 CK、vimentin、EMA、CA125、ER、PR 阳性；α-inhibin、WT1 阴性有助于鉴别；难以确定的肿瘤还可根据有灶状分化较好区域或同时伴有鳞状、黏液、分泌性上皮等各种子宫内膜常有的化生特点而确认。

肿瘤分化程度的评估方法与发生在子宫的内膜癌相同，Ⅰ型癌归入低级别卵巢癌，形态上常与交界瘤移行；Ⅱ型癌包括癌肉瘤的生物学行为则类似于高级别浆液性癌，归入高级别卵巢癌。肿瘤伴有Ⅱ型子宫内膜癌分化如浆液性或未分化癌或其他分化不良癌成分时预后差。

与子宫同时合并有子宫内膜样癌时,二者分别单发(双癌)还是一处为转移性,主要依据临床分期、肿瘤的大小、组织类型、分化、有无血管、输卵管和子宫壁浸润、是否合并内膜增生或卵巢的子宫内膜异位等综合分析。提示卵巢转移癌的迹象有:①子宫内膜为高级别、深部浸润癌;②子宫壁或卵巢门血管有浸润;③输卵管腔有癌;④卵巢肿瘤体积小;⑤卵巢肿瘤为多结节、实性;⑥卵巢肿瘤为双侧性;⑦卵巢表面有种植;⑧卵巢外转移为子宫内膜癌的特点,即以淋巴结转移为主而不是腹膜转移。

卵巢转移性结肠癌可以很像子宫内膜样癌,伴大片坏死,组织形态有时鉴别困难,可做免疫组化 CK7、CK20 等辅助诊断。

(四)恶性 Müllerian 混合瘤(malignant Müllerian mixed tumour,MMMT)

恶性 Müllerian 混合瘤又称恶性中胚叶混合瘤、癌肉瘤或化生性癌。大体上,肿瘤通常体积较大,囊实性,常有出血坏死;90%为双侧性,75%手术时已有卵巢外扩散,扩散的途径同卵巢癌。镜下特点见子宫的相应内容。

(五)腺肉瘤

腺肉瘤发生在卵巢远较子宫少见,由良性或增生的 Müllerian 上皮和肉瘤样间叶成分构成。与 MMMT 相比,发病年龄较轻,而且多为单侧性肿瘤。与子宫的腺肉瘤相比,肿瘤侵袭性较强,临床预后较差。

病理形态:肿瘤大(10~15 cm),以实性为主,常含有很多小囊,很少有乳头。镜下由良性腺体和肉瘤样间质构成。腺体呈简单的管状、裂隙状或衬覆囊壁或息肉表面,细胞呈立方或柱状,可伴有鳞化和黏液上皮化生。间质成分为纤维肉瘤和子宫内膜间质肉瘤,有的含有异源性成分如肌肉瘤、软骨肉瘤。一个重要的问题是不要遗漏恶性成分而误诊为良性肿瘤。

(六)子宫内膜样间质肉瘤和未分化肉瘤

子宫外的子宫内膜样间质肉瘤和未分化肉瘤少见,可能来自子宫内膜异位症。原发于卵巢的肿瘤诊断时多已有盆腔扩散。形态上,子宫内膜样间质肉瘤具有子宫内膜样间质的分化,但常伴有黏液样变或纤维化造成诊断困难;未分化肉瘤的发生率仅占 10%,肿瘤分化差,失去子宫内膜间质的形态特点,可以很像纤维肉瘤或肌肉瘤。

四、透明细胞肿瘤

卵巢透明细胞的肿瘤多为恶性,而良性及交界性肿瘤罕见。

（一）透明细胞腺纤维瘤

透明细胞腺纤维瘤大多有明显纤维间质增生,呈腺纤维瘤的结构(图 2-19)。如果透明细胞腺纤维瘤的上皮有中到重度异型性,但无间质浸润,则诊断为交界瘤。

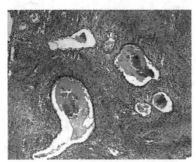

图 2-19　卵巢透明细胞腺纤维瘤(HE)

（二）透明细胞交界瘤

透明细胞交界瘤罕见,文献上大约有 30 例报道,预后好。患者的平均年龄 60～70 岁,常合并子宫内膜异位症。

病理形态:肿瘤为单侧性。大体呈腺纤维瘤样,但质地略软和光泽;切面常有小到中等的囊腔,似海绵样。

镜下呈腺纤维瘤样图像,有致密的纤维间质。其中的上皮成分呈小囊管状,有时腔内可见蛋白样物质(图 2-20);衬覆的细胞胞质透明,富含糖原,有中度异型性,核仁明显,可偶见核分裂;有的区域细胞排列成复层、出芽或小实性细胞巢,但一般不形成真性乳头。细胞高度异型性和明显的核分裂但无明确的间质浸润也可称作上皮内癌。由于透明细胞肿瘤以恶性为多,大体取材时要注意观察,充分取材,切勿疏漏恶性病变。

要特别注意与囊管样图像的透明细胞癌的区别,凡是有超出微浸润范围的间质浸润证据即局部有间质反应而非交界瘤的致密胶原或纤维瘤样间质的肿瘤都应诊断为癌。还要注意囊管内的粉染物质有时容易误认为黏液而诊断为卵巢转移性黏液腺癌。

（三）透明细胞腺癌

透明细胞腺癌尽管罕见,却是卵巢上皮性癌的第三常见组织类型,发生率为 5%～12%。发病年龄平均约 60 岁。与浆液性癌不同的是,多数为临床 Ⅰ～Ⅱ期病例,少于 1/2 的病例表现为播散性病变。

病理形态：肿瘤大多为单侧性，可呈实性或囊性。囊性者或为单房，囊壁常伴有多结节状突起；或为多房，含清亮或黏液样液体，伴异位症者则含棕色的巧克力糊样物质。

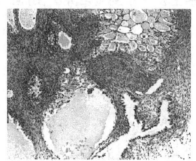

图 2-20　卵巢交界性透明细胞腺纤维瘤(HE)

镜下：瘤细胞可呈实性或腺样、乳头状、囊管状或梁索状分布，实性团或索之间有较薄的纤维血性间隔。肿瘤细胞核大，异型，核仁明显；胞质较亮且透明，透明细胞癌的乳头较短而圆，间质嗜酸或玻璃样变，乳头被覆的上皮仅有1～2层；腺管或小囊状结构内衬立方样上皮，核染色较深常位于中心或基底；鞋钉样细胞分化是这型肿瘤的形态学特点。所谓"嗜酸性亚型"是指肿瘤细胞具有嗜酸性胞质，但生长方式具有典型透明细胞癌图像。

约半数肿瘤可合并子宫内膜样癌，或与不典型子宫内膜异位囊肿或腺纤维瘤合并存在或有移行，并与内膜异位症密切相关即卵巢子宫内膜异位症-非典型子宫内膜异位囊肿或囊腺纤维瘤-透明细胞癌之间存在移行现象；这些患者通常较年轻，临床预后好。若透明细胞所占比例很少，也可视为子宫内膜样癌的一种亚型，均属Ⅰ型卵巢癌。

很多卵巢癌都可以含有透明细胞成分，但诊断透明细胞癌一定要具备上述典型的透明细胞癌的组织图像。卵巢子宫内膜样癌有片状鳞化和分泌现象时，胞质内有丰富的糖原可以很像透明细胞癌，浆液性癌也可局部有透明细胞成分，仔细观察组织结构不难甄别；有时二者也可混合存在。以乳头结构为主的透明细胞癌有时很像浆液性或黏液性交界瘤，其乳头结构并没有间质浸润，细胞异型性有时仅为局部区域，需要多取材注意观察，免疫组化 WT1 阴性可以协助诊断。

透明细胞癌的实性片状结构还需与卵巢无性细胞瘤、卵巢甲状腺肿瘤鉴别，虽然经常规取材和免疫组化后很容易区别，但冷冻时由于取材有限和缺乏辅助手段可有误诊发生，从而直接影响到手术的范围。卵黄囊瘤的网状、实性和乳头结构突出时，可以很像透明细胞癌，但通常细胞内外的"透明小体"更多见，若患者为幼年或少女、临床血清 AFP 增高,则强烈提示为卵黄囊瘤。

透明细胞癌的临床病理、分子遗传和免疫组化表型均不同于低级别或高级别卵巢癌,其 HER-2/neu 的阳性概率是Ⅰ型癌和Ⅱ型癌的 10 倍和 2.5 倍,可能与其临床晚期病例的预后不良和对常规化疗的抗药性相关。曾有学者分析报道了 122 例卵巢透明细胞癌,发现大体囊性者常以囊内乳头为主,常伴有子宫内膜异位症,临床多为Ⅰ期(75%),综合其各期病例的 2 年、5 年生存率高于实性者,并将这些预后较好的肿瘤称作"卵巢囊性透明细胞癌"。

五、移行细胞肿瘤

移行细胞肿瘤少见,约占卵巢肿瘤的 2%。按分化程度分为良性、交界性、恶性 Brenner 瘤和移行细胞癌,但继发于 Brenner 交界瘤的恶性 Brenner 瘤非常少见。由于移行细胞癌的组织形态学常与浆液性癌有混合,且免疫组化表达与 Brenner 瘤不同而类似于浆液性癌,有学者提出移行细胞癌与 Brenner 瘤并无关联,而是浆液性癌的亚型。临床上,少数 Brenner 瘤患者可伴有雌激素增高症状,如子宫内膜增生、阴道出血等。

(一)良性 Brenner 瘤

良性 Brenner 瘤可以是单纯型或与其他肿瘤成分混合,混合成分多是良性或交界性黏液性肿瘤、皮样囊肿或浆液性肿瘤等。

病理形态:多数体积较小,为单侧灰白或灰黄色、实性结节,可有钙化;有的体积较大或合并有其他肿瘤,最多见的是黏液性囊腺瘤;也有的肿瘤以囊性为主。镜下肿瘤由致密的纤维间质及散在的上皮巢组成,故又称其为纤维上皮瘤。上皮巢大小不一,界限清楚,相形于移行上皮或复层上皮。细胞质透明,有核沟。上皮巢中有小腔隙,其内衬黏液柱状或矮立方上皮;有时囊腔较大,腔缘衬覆黏液柱状上皮(图 2-21)。

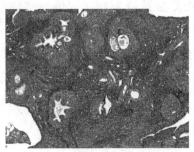

图 2-21　卵巢 Brenner 瘤

卵巢 Brenner 瘤的上皮巢,部分可见衬覆的黏液柱状上皮(HE)

(二)Brenner/移行细胞交界瘤

Brenner/移行细胞交界瘤少见,发生率占 Brenner 瘤的 3%~5%;来自 Walthard rests 细胞。部分伴有子宫内膜异位灶或良性黏液性肿瘤。

病理形态:均为单侧性,局限于卵巢。肿瘤的体积较大,囊实性、单房或多房性或囊性伴有乳头结节。镜下囊腔衬覆的移行上皮形成宽带状乳头样结构,有轻-中度异型性,与膀胱移行上皮癌 I 级相似,但无明确间质浸润。常合并有良性 Brenner 瘤结构。免疫组化 p63 染色细胞核阳性(而移行细胞癌阴性)。

(三)恶性 Brenner

恶性 Brenner 很少见,多限于卵巢,复发率低。

病理形态:恶性 Brenner 常为单侧、少数为双侧性、囊实性肿物,体积较大,实性区为良性 Brenner 成分。镜下为良性、交界性 Brenner 瘤结构伴间质浸润区域,常有钙化。浸润性成分常为移行细胞癌或鳞癌。它与交界性 Brenner 不同的是:①明显间质浸润和异型性;②常伴有 Müllerian 上皮瘤其他成分,与移行细胞癌的不同是合并有 Brenner 瘤成分。

(四)移行细胞癌

移行细胞癌部分(15%)为双侧性,60%~70%手术时已有卵巢外扩散。因其临床、病理及免疫组化表型均与高级别浆液性癌类似,有学者将其列为浆液性癌的亚型而与 Brenner 瘤不相关。

病理形态:移行细胞癌的大体形态同其他卵巢上皮性癌。组织学上相似于膀胱移行细胞癌,不具有良性、交界性区域。低级别的肿瘤容易诊断,高级别的肿瘤常与浆液性癌混合,有的肿瘤可有腺样或鳞状上皮分化,还可与其他上皮性癌混合存在。免疫组化表达与卵巢浆液性癌相似。

卵巢的移行细胞癌还要注意与来自泌尿道转移性移行细胞癌鉴别,后者膀胱或尿道有肿瘤,组织学上较单一,不混合其他 Müllerian 上皮瘤成分及间质无明显肿瘤性纤维性增生,免疫组化 CK20 阳性、WT1 阴性等。

移行细胞癌多数为高级别癌,但对放、化疗相对较敏感,如果肿瘤细胞绝大部分为移行细胞癌结构,则有可能预后较好。如果成分复杂,伴有低分化腺癌或鳞癌结构者则预后较差。

六、鳞状细胞肿瘤

鳞状细胞肿瘤定义为非生殖细胞来源的卵巢鳞状上皮肿瘤,来源于子宫内膜异位症,或与 Brenner 瘤合并存在,或独立存在,主要包括鳞状细胞囊肿和鳞状细胞癌。

(一)鳞状细胞囊肿

鳞状细胞囊肿少见。囊肿体积较小,单侧发生;镜下衬以良性、角化的鳞状上皮,不伴有皮肤附件或畸胎瘤成分,有时可见 Brenner 细胞巢。

(二)鳞状细胞癌

部分肿瘤合并子宫内膜异位症,有的与宫颈、外阴的原位鳞癌同时发生。由卵巢子宫内膜异位囊肿发生的恶性肿瘤最常见的组织学类型为子宫内膜样癌、透明细胞癌肉瘤或癌肉瘤,而鳞癌十分罕见。大体肿瘤多为实性或囊实性,少数以囊性为主。镜下多为高分化,形成乳头或息肉样、囊样、岛状、弥漫性、疣状或肉瘤样结构的鳞癌。

从目前不多的报道中提示,此类肿瘤恶性度极高,多数病例手术时已有卵巢外转移,临床预后差。诊断需注意除外转移性。

七、混合型上皮肿瘤

混合型上皮肿瘤定义为由 2 种或 2 种以上的卵巢上皮性肿瘤成分构成,其混合成分所占比例为肿瘤的 10% 以上。发病因素可能与子宫内膜异位症有关。发生率占卵巢上皮-间质肿瘤的 5% 以下,亦分为良性、交界性、恶性。良性肿瘤中最常见的是黏液性和浆液性混合的囊腺瘤。交界性肿瘤最常见的是浆液性混合有宫颈样黏液上皮、子宫内膜样上皮等,也可伴有微浸润;临床 I 期占 93%,双侧病变占 22%。恶性肿瘤多见于浆液性与子宫内膜样、浆液性与移行细胞、子宫内膜样与透明细胞混合存在,肿瘤的分化程度取决于分化最差的成分。

混合性肿瘤多以肿瘤的主要成分提示预后,但若子宫内膜样癌与少量浆液性癌混合时,则预后更接近于浆液性癌。

八、未分化癌和不能分类肿瘤

(一)未分化癌

原发性卵巢癌由于细胞分化太差不能区别属于何种卵巢普通上皮时称为未分化癌(又称大细胞型;不包括高血钙型和肺型小细胞癌)。发生率占卵巢癌的 4%～5%,发病年龄 39～72 岁(平均 54 岁)。手术时多数已有卵巢外扩散,Ⅲ 期和Ⅳ 期病例高达 91%。大体上肿瘤多为实性,伴有广泛坏死。镜下,肿瘤呈片状生长,部分区域细胞一致似颗粒细胞瘤;部分区域细胞多形性突出,细胞体积大小混杂,有巨核细胞、多量核分裂和明显异型性;肿瘤通常有局灶的腺样、浆液性或移行上皮样分化。与绒癌的鉴别是,没有典型的合体细胞而是巨核细胞,没有典型的细胞滋养细胞和合体细胞的分布极向而是异型性突出的大小细胞混杂。与大细胞神经内分泌癌的区别是,免疫组化除 CK、EMA 阳性外,没有特异的神经内分泌免疫组化表型。有报道未分化癌可以伴有灶性绒癌分化,临床检查血清 HCG 略增高。

(二)不能分类的腺癌

不能分类的腺癌指不能按以上各亚型的特点明确分类的原发性卵巢癌,很少见。

第三章

肿瘤的介入治疗

第一节 经导管血管栓塞术

经导管血管栓塞术(transcatheter arterial embolization,TAE)是介入放射学的基本技术之一,是指在 X 线电视透视下经导管向靶血管内注入或送入某种栓塞物质,使之闭塞,从而达到预期治疗目的的一项技术,急诊介入主要用于治疗血管性出血及肿瘤、实体器官的破裂出血。TAE 在介入放射学中的作用与结扎术和切除术在外科学中的角色类似。因本术具有微创性、全程影像引导和选择性靶血管插管技术而使得栓塞的准确性和可控性大大提高,成为一项崭新的革命性的临床治疗方法。

Lussenhop 等在 20 世纪 60 年代试用冻干牛心包碎片经导管注入脊髓动脉,治疗无法手术的脊髓 AVM,此后 TAE 逐步在临床推广应用。20 世纪 70 年代至 80 年代初,分别出现 TAE 用于治疗胃十二指肠和鼻出血,治疗以肾癌为代表的恶性肿瘤和以脑膜瘤为代表的富血性良性肿瘤以及脾功能亢进、脑动脉瘤和 AVM 等。其间多种栓塞物质被研究开发,经受考验的常用的有明胶海绵、聚乙烯醇、组织黏合剂、弹簧钢圈、可脱离球囊、无水乙醇等,这为 TAE 技术的发展奠定了基础。特别是电解可脱性铂金圈、可脱性钢圈和房间隔封堵器的应用,使 TAE 在栓塞动脉瘤、巨大的异常血管通道(如动静脉瘘、动脉导管未闭、房间隔缺损)等方面的安全性、准确性和疗效显著提高。

一、治疗机制

栓塞物质经导管注入靶血管内,使血管发生栓塞,进而对靶血管、靶器官和局部血流动力学造成不同程度的影响:阻塞或破坏异常血管床、腔隙和通道使血流动力学恢复正常;阻塞血管使之远端压力下降或直接从血管内封堵破裂的血管以利于止血;使肿瘤或靶器官造成缺血坏死。

(一)对靶血管的影响

栓塞的目标血管称为靶血管,它通常包括主干、小动脉和末梢三大部分。栓塞物质可分别使毛细血管床、小动脉和主干,或三者同时被栓塞。栓塞物质对靶血管的影响与其性质有关。一般同体栓塞剂进入靶血管后,在与其直径相同的血管内停留下来,形成机械性栓塞,在此基础上栓子周围及被栓血管的远端和近端常可并发血栓形成,造成局部血流中断。一般固体栓子对血管壁的结构不产生破坏。栓塞后早期镜下观察血管壁的内皮、肌层和外层保持完整。栓子周围可见异物反应。随着时间的延长,部分可吸收的栓塞剂被吸收后,可观察到血管的机化和血管的再通。未再通者血管萎缩变细,结构模糊,甚至消失,局部纤维化,血管永久性闭塞。液体栓塞剂如无水乙醇,多通过化学破坏作用损伤血管内皮,并使血液有形成分凝固破坏成泥状,从而淤塞毛细血管床,并引起小动脉继发血栓形成。栓塞后早期镜下即可见小动脉及毛细血管广泛血栓形成,血管内皮细胞肿胀、脱落。栓塞后一个月左右,镜下可见血栓机化,较少有再通现象,血管结构破坏,甚至仅轮廓残存。

栓塞后血管是否再通的影响因素很多,主要有:①栓塞物质是否可被吸收。不能被吸收的固体栓塞物质,如医用胶类、不锈钢圈、PVA 颗粒等,造成的局部血管栓塞多不再通。可被吸收的栓塞物质如自体血凝块、明胶海绵等,则较易再通。但靶血管被可吸收物质长段充填,再通亦十分困难。②能对靶血管造成严重伤害的栓塞剂如无水乙醇等,栓塞后血管较难再通。即使部分再通,血管亦明显变细。③栓塞的靶血管为终末血管,缺乏侧支循环,栓塞后不易再通,反之易再通。④靶器官栓塞后大部坏死,则血管难再通,少或无坏死者多可再通。

(二)对靶器官的影响

被栓塞血管的供应器官、肿瘤或血管本身统称为靶器官。栓塞靶器官供血动脉的直接后果是造成局部不同程度缺血,进而根据不同靶器官对缺血的耐受性和不同栓塞程度以及栓塞方式而产生不同的影响。①重度缺血坏死,栓塞使大部分组织器官缺血坏死,并伴随功能丧失和随后的萎缩吸收或液化坏死。多发生在缺少侧支血供的器官如肾、脾。使用液态栓塞物质易造成大范围坏死,因其作用强烈通常可造成大范围的靶血管栓塞,侧支循环不易建立。②中度缺血坏死,靶器官部分缺血坏死,通常发生在栓塞程度较轻、小动脉栓塞或靶器官存在较丰富的侧支循环等情况下,可伴有器官功能的部分丧失,如脑动脉栓塞。部分性脾、肾动脉栓塞。使用微粒和液态栓塞物质作某动脉分支的栓塞,亦可造成局部坏死,而同样情况下使用其他较大颗粒栓塞物质则不造成坏死。③轻度缺血坏死,靶器官缺血,但不产生坏死,且缺血可通过侧支循环血供代偿而恢复。因此,对器官的功能影响为一过性,多无严重的后遗症。此影响多产生存有丰富血供的器官,如胃、十二指肠、头面部和盆腔;双重血供的器官如肝脏、肺脏;用较大的栓塞物栓塞动脉主干,如脾动脉主干栓塞。

(三)栓塞水平和栓塞程度

栓塞水平是指栓塞剂到达或闭塞血管的位置,可分为毛细血管、小动脉、动脉主干和广泛水平栓塞几种(图3-1)。毛细血管水平栓塞常使靶器官产生严重坏死。小动脉栓塞,栓塞后侧支循环较易建立,除靶器官缺乏侧支血供的情况外,多不造成靶器官的严重坏死。主干栓塞后其分支血压迅速下降,侧支循环极易建立,除心、脑对缺血、缺氧极为敏感的器官外,极少造成靶器官坏死。广泛水平血管栓塞是指以上三者均被同时或相继栓塞,可产生严重的靶器官坏死。

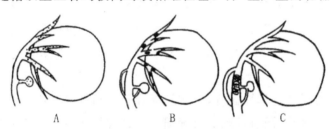

图3-1　不同水平的栓塞
A.毛细血管;B.小动脉;C.动脉主干

栓塞程度是指靶血管和(或)所属分支闭塞的比例,或可理解为栓塞后靶血管血流减少的程度,可造成相应程度的靶器官坏死。如一个靶器官有数条供应的动脉,仅栓塞50%以下的供血动脉可称为部分栓塞,50%~90%的栓塞称为大部分栓塞,90%以上的栓塞可称为完全性栓塞。栓塞程度越高,靶器官坏死的范围越大。

(四)对局部血流动力学的影响

血管一旦被栓塞,局部血流动力学会发生改变,从而实现栓塞的治疗作用。

(1)局部血供中断或明显减少,潜在的侧支通路开放对靶器官供血。此情况常出现于动脉主干及小动脉水平的栓塞,由于远端的毛细血管床尚未严重受累,且呈低压状态,侧支循环易于建立。若对毛细血管床进行完全性栓塞,则侧支循环不易建立。

（2）栓塞后血液发生重分布，对于双重血供的器官如头面部、胃十二指肠、盆腔等，对其一支或一侧动脉主干的栓塞，很快可由另一支或对侧动脉代偿供血。虽然血供不一定能恢复到先前的状态，但在一般情况下不致产生缺血症状，且随着时间的延长，局部供血量可恢复至接近栓塞前水平。

（3）恰当的栓塞可使异常循环所致的盗血、分流、涡流等得到纠正或解除，如治疗各种动静脉畸形、动静脉瘘、动脉瘤和静脉曲张等。

（4）栓塞术通过直接用栓塞物质堵塞破裂的血管，或将出血动脉近端栓塞，使之压力下降并继发局部血管痉挛性收缩或继发性血栓形成而达到止血的目的。

二、使用器材及操作方法

（一）器材

用于栓塞术的器材主要为常用的导管和导丝，在此仅介绍较新的特殊器材。

（1）导管：除普通导管外，现常采用超滑导管，其外层涂有亲水膜，遇水十分光滑，易于随导丝跟进靶血管。再就是应用微导管，一般外径为 2.8～3 F，配有 0.025 in 的微导丝，可由内径0.038 in的导管送入，用于超选择插入迂曲的或细小的靶动脉。

（2）导丝：为了超选择性插管，目前超滑导丝和超硬导丝亦较常用，前者主要用于进入迂曲的血管，同时可减少血管损伤。超硬导丝可起到良好的支撑力，可引导导管进入成角较大的血管。

（二）操作技术

血管栓塞的操作技术并不十分复杂，正确合理的操作有赖于对血管影像和血流动力学改变的正确诊断。准确的靶血管插管、选择适当的栓塞物质、把握栓塞剂的释放方法、随时监测栓塞程度和控制栓塞范围。所以，对术者的综合知识、手眼协调能力、操作的灵巧性、对器材的感知和临床经验等有相当高的要求。

栓塞术前的血管造影检查是十分必要的，是栓塞的基础。没有清晰的血管造影图像和对其正确的认识，栓塞术即是盲目的。

血管造影的目的：①明确病变的诊断，即使已有其他影像学甚至病理学资料，亦应对病变从血管造影诊断方面加以研究。主要包括病变部位和性质的确定，了解血管本身的解剖位置和变异情况。②明确靶动脉的血流动力学改变，主要包括血管的走行、直径、动静脉显影的时间和顺序、血流速度、侧支循环，以及病变的显影程度和造影剂排空时间等。术后造影则是对栓塞程度和范围评估的重要手段。

选择或超选择性靶血管插管水平可影响栓塞术的疗效和并发症的发生率，原则上要求导管应插入欲被栓塞的血管，而尽量避开非靶血管。对于走行迂曲、复杂的靶血管超选择性插管往往很困难，可采用改变插管入路，选用不同形状的超滑导管和超滑、超硬导丝，甚至微导管等，提高超选择性插管的成功率。

栓塞物质的选择是栓塞术的重要一环。选择适当的栓塞物质可提高疗效，减少并发症。

选择的原则：①根据靶血管的直径选择适当大小的栓塞物质。②根据治疗目的选择作用不同性质的栓塞物质，如肿瘤的姑息性治疗选用携带化疗药物的微囊、碘油、明胶海绵等，AVM、动静脉瘘和动脉瘤等的根治性治疗，则选用永久性栓塞物质。出血或肿瘤术前栓塞则可选用中短期栓塞物质。

栓塞物质经导管注入靶血管的过程是完成栓塞术的关键步骤，栓塞过程中术者需始终注视动态影像，手眼动作协调，以控制栓塞剂的准确释放。

常用释放栓塞剂的方法：①低压流控法，即导管插入靶血管但并不阻断其血流，以低压注入栓塞物质，由血流将栓塞剂带到血管远端而形成栓塞的方法。常用于颗粒性和液态栓塞物质的释放。其技术关键是在透视监视下低压注入栓塞物质，边注射边观察造影剂流速和流向。一旦流速减慢或明显减慢即意味着靶动脉前端部分或大部分栓塞，造影物质停滞或反流时证实前方血管已近全部堵塞。②阻控法，即以导管端部嵌入靶学管或以球囊导管阻断其血流，然后再注入栓塞物质的方法。多用于液态栓塞物质的释放，有助于减少血流对液态栓塞物质的稀释，亦防止其反流，本技术并不常用。③定位法，即导管准确插入靶动脉的欲被栓塞的部位，然后送出栓塞物质，完成局部栓塞。常用于大型栓塞物质的释放。技术关键是定位准确，选用栓塞物质较被栓血管直径稍大或与动脉瘤腔大小相近。透视下将栓塞物质经导管送入被栓塞的部位，经注入造影剂证实位置正确，方可释放栓塞物质。

(三)栓塞程度的监测和控制

根据病情选择所需的栓塞程度，以取得较好疗效，且对减轻不良反应和并发症也是十分重要的。栓塞不足则疗效欠佳，过度栓塞可造成严重并发症。目前对术中栓塞程度和范围的监测，仍主要依靠术者的经验，缺乏实时量化监测的有效手段。术者根据注入造影物质显示靶血管的血流速度判断栓塞程度。一般认为可见流速变慢时栓塞程度达30%～50%，明显减慢时达60%～90%，造影剂呈蠕动样前进或停滞则栓塞程度达90%以上。此种监测方法易受术者经验和血管痉挛等因素影响。分次少量注入造影剂并不断造影复查了解栓塞程度是较好的控制方法。术者必须有一个十分明确的概念，即栓塞剂一旦进入血管是难以取出的，所以宁可注入偏少再追加，而不可过量。

三、临床应用

(一)适应证

(1)止血：特别是动脉性出血，如外伤性盆腔和内脏出血、泌尿系统出血、消化道出血、产科大出血、严重鼻出血和颌面部出血、大咯血、手术后所发生的内出血等(图 3-2)。静脉性出血，主要为保守治疗无效的食管静脉曲张出血，可通过经皮肝穿门脉插管入曲张的胃冠状静脉栓塞止血(图 3-3)。

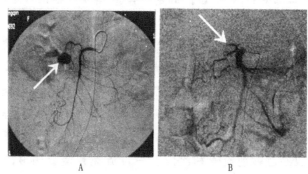

图 3-2　消化道大出血栓塞治疗

A.肠系膜上动脉造影示胰十二指肠下动脉出血(箭头所示)；B.栓塞后造影示造影剂不再溢出(箭头所示)

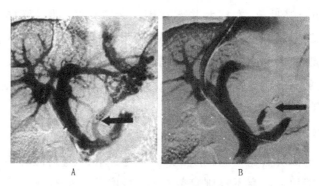

图 3-3　食管静脉曲张大出血栓塞治疗

A.TIPPS术中造影显示胃冠状静脉及其增粗扩张；B.弹簧圈栓塞后造影显示冠状静脉主干阻塞，其分支消失(箭头所示)，消化道出血得以控制

（2）异常血流动力学的纠正或恢复,如 AVM、动静脉瘘、静脉曲张、动脉瘤。

（3）治疗肿瘤,原则上富血管性实体瘤有明确的供血动脉并可插管到位者,均可通过栓塞其供血动脉,使肿瘤缺血坏死,达到缩小肿瘤体积,减轻或消除由其引起的症状,改善患者生存质量和延长生存期。或减少术中出血、获得二期手术切除机会。某些肿瘤可通过栓塞得以根治(图 3-4)。

（4）内科性器官切除,如脾功能亢进和巨脾、异位妊娠的栓塞治疗。

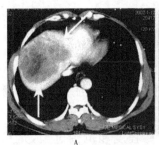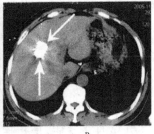

图 3-4　肿瘤栓塞治疗

A.肝右叶实性肿块,临床诊断为原发性肝癌(箭头所示);

B.多次 TACE 治疗后肿瘤明显固缩,患者存活近 4 年(箭头所示)

（二）禁忌证

（1）难以恢复的肝、肾衰竭和恶病质患者。

（2）导管未能深入靶动脉,在栓塞过程中随时有退出的可能。

（3）导管端部前方有重要的非靶血管不能避开,可能发生严重并发症者。

四、栓塞反应及并发症

血管栓塞术既是介入治疗的一个重要手段,又是一个创伤过程。任何组织、器官的栓塞都或多或少地会引起患者的生理反应和病理变化。但若术前准备充分,介入操作规范,术后处理恰当,则可减轻术后反应的程度,降低并发症,并使患者术后早日康复。

（一）栓塞反应

栓塞反应是指靶器官栓塞后出现的、预料中的症状和体征,多为自然过程,对症处理后可康复。其表现及程度与使用栓塞物质的种类、栓塞水平和程度、不同靶器官有关,轻者可无明显症状和体征,重者可出现栓塞后综合征:①疼痛,栓塞后靶器官缺血损伤,释放致痛物质或局部肿胀刺激包膜引起。疼痛可持续1~10 天,并逐渐缓解,但疼痛剧烈者需用镇痛剂。疼痛较严重且持续时间较长者,应注意排除发生并发症的可能。②发热,好发于实质脏器栓塞后和使用明胶海绵较多者,可能与坏死组织释放的致热物质和坏死组织、明胶等的吸收热有关。体温常在 38 ℃左右。脾栓塞时体温可高达 39.5 ℃左右。一般坏死组织越多,体温越高,持续时间亦越长。此种反应性发热患者的精神状态常较好,除难以忍受的高热外,在 38 ℃以下时,可不予以积极处理,以利于坏死组织的吸收。应注意排除合并感染引起的发热。③消化道反应,主要有恶心、呕吐、食欲下降和腹胀等。多发于腹部脏器的栓塞治疗后,常持续 1～3 天,并逐渐好转,仅严重者需对症处理。

(二)并发症

并发症是指术后出现的不期望发生的症状和体征。轻者可通过适当的治疗好转,严重者可致残或致死,应引起重视,尽量避免其发生。

(1)过度栓塞引起的并发症,是指栓塞程度和范围过大,尤其是在使用液态栓塞剂和过量使用颗粒或微小栓塞物质时,其后果是造成大范围组织坏死,引起相应的肝衰竭,胃肠、胆管坏死及穿孔,胆汁湖,皮肤坏死,脾液化等。

(2)误栓,是指非靶血管或器官的意外栓塞。其后果与被误栓器官的重要性和误栓程度有关。提高操作技术水平和在有经验的医师指导下进行栓塞可减少或避免其发生。

(3)感染,可发生于所用器材和栓塞剂污染及手术场所消毒不严的情况下,栓塞后大量组织坏死时亦可为感染埋下伏笔。感染常发生在实质性器官,如肝和脾。

五、其他栓塞技术

除用栓塞剂栓塞血管外,还有其他理化方法用于栓塞技术。

(一)电凝法

国外最早由 Philips 于 1973 年研究。电源多采用直流恒流电源,阳极用不锈钢导丝,也有人用铂金材料,阴极多用外科电刀设备上的接地板。其机制较复杂,一般认为是多种因素综合作用的结果。正常血管壁内、外存在着内负外正的电位差,而血小板、血细胞及蛋白质为负电荷,当使血管壁成内正外负的电压时,电位差倒转,吸附上述负电荷物质沉积而凝血。此外,离子因素、平滑肌收缩与高温因素也可能有关系。

1.电凝法的优点

(1)定位精确。

(2)栓塞永久。

(3)无反流性误栓。

(4)不引入异物。

(5)可用于血小板减少或肝素化等。

2.电凝法的缺点

(1)阳极导丝易被腐蚀而断裂。

(2)所需通电时间难以预计。

(3)不锈钢微粒可能脱落。

(4)耗时。

(5)需特殊设备与阳极导丝。

(二)热造影剂注入法

热造影剂注入法即将加热到 100 ℃的造影剂通过导管注入靶血管内,引起血管壁损伤,注入后1～5 天有血栓形成,2 周后出现机化,引起血管永久性闭塞。也可用等渗盐水、葡萄糖液加热后注入,应用造影剂的好处是可在透视监视下注入,避免过量。

第二节 经导管药物灌注术

血管内药物灌注术是通过导管经血管注入各种不同的药物到病变组织或器官,以达到疗效高而不良反应轻的治疗效果,通常是指动脉内药物灌注术(trans-arterial infusion,TAI),少部分局部病变如肝转移瘤和静脉血栓等,亦可局部静脉给药。该技术具有操作简单、可重复性强、适应证广、插管位置准确、安全、并发症小和疗效高等优点,是血管内介入治疗应用最广泛的技术之一。

一、理论依据

药物的疗效除主要与其自身的药理作用和病变对其的敏感性有关外,病变区的药物浓度(相对于外周血浆药物浓度而言)和药物在一定的浓度下与病变的接触时间等因素也产生重要影响。而药物不良反应与其用量的外周血浆浓度成正比。TAI 经皮穿刺,动脉内插管至靶动脉给药,能使靶器官药物浓度提高和延长药物与病变接触时间,外周血浆药物浓度降低,药物效价可提高2～22 倍,疗效提高 4～10 倍。

二、器械

(一)常规器械

常规器械与动脉栓塞术所用相同,主要有穿刺针、导丝、导管。

(二)特殊器械

灌注导丝、灌注导管(图 3-5)、球囊阻塞导管(图 3-6)、同轴导管、全置入式导管药盒系统(port-catheter system,PCS)等。

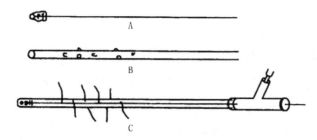

图 3-5 灌注导丝、导管

A.大头细身导丝;B.多侧孔灌注导管;C.插入导丝阻塞导管头,经"Y"形阀门注药,药液均匀喷出

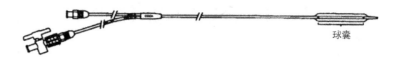

图 3-6 球囊阻塞导管

三、灌注方法

常规采用 Seldinger 技术插管,将导管选择性插入靶动脉后先行血管造影,以了解病变的性质、大小、范围和血供等情况,然后即可行治疗或在超选择插管后再行治疗。主要方式有以下几种。

(一)一次性冲击法

一次性冲击法是指在较短时间内(通常为 30 分钟至数小时)将大剂量药物注入靶动脉,然后拔管结束治疗的方法。适用于恶性肿瘤的化疗、溶栓治疗等。其优点是操作迅速、简单、并发症少、护理简单,但因药物与病变接触时间较短及不能重复给药,疗效可受影响。

（二）球囊导管注射法

球囊导管注射法是将专用的球囊阻塞导管插入靶动脉,然后用稀释的造影剂膨胀球囊使其阻断动脉血流,再行化疗药物灌注的方法。该技术能进一步提高病变区药物浓度和延长药物停滞时间,减少正常组织的药物接受量。主要用于肝、肾、盆腔和四肢恶性肿瘤的治疗。

（三）连续注入法

用常规导管留置于靶动脉内,持续注入药物,一般导管保留一周,优点为疗效好,缺点为置管部位易感染。适用于肿瘤的姑息性治疗、胃肠道出血和溶栓治疗等。

（四）全置入式导管药盒系统（图 3-7）

以股动脉或锁骨下动脉为插管途径,将导管插入靶动脉后与植入皮下的药盒相连。治疗时穿刺药盒进行持续或间断性药物注射。优点为不必每次治疗时均作动脉插管,患者行动方便,治疗可在门诊进行。

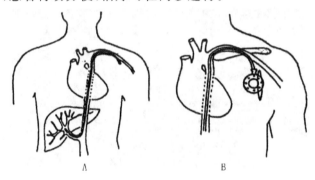

图 3-7　PCS 插入

A.经锁骨下动脉超选择至肝右动脉留置管;B.留置管与药盒连接

四、临床应用

（一）化学药物灌注治疗

化学药物灌注治疗指经导管在肿瘤滋养动脉内注入化疗药物,使肿瘤局部化疗药物浓度增高,而外周血浆最大药物浓度降低,相比全身性化疗的生存期明显延长,患者生存质量得到显著提高,全身不良反应减少。

1.常用药物

常用药物主要有化疗药物、生物制剂和辅助药物等,化疗药物为基本药物,常用的有:①细胞周期非特异性药物,如丝裂霉素、卡铂、顺铂或表柔比星等,作用特点是呈剂量依赖性,治疗效果与剂量成正比。使用时应一次性大剂量给药。②细胞周期特异性药物,如氟尿嘧啶等,其作用特点是给药时机依赖性,当药物达到一定剂量时,治疗效果不再增加。

2.药物用法

通常根据癌肿的病理性质和对抗癌药物的敏感程度联合应2~4种药物同时给药或交替使用。动脉灌注可数十倍增加肿瘤局部的药物浓度,并延长肿瘤细胞与高浓度药物的接触时间,减轻药物全身毒副作用。

3.适应证与禁忌证

适用于动脉导管能抵达的实体肿瘤,目前已经在临床中应用于全身各种组织来源的恶性肿瘤姑息性治疗、术前辅助化疗及各种恶性肿瘤切除术后复发的预防性化疗。包括头颈部恶性肿瘤,肝癌、肺癌、消化道肿瘤等胸腹部恶性肿瘤,盆腔肿瘤,骨科及软组织恶性肿瘤以及全身各种转移性肿瘤(图3-8,图3-9)。无绝对禁忌证,原则上只要患者能耐受。

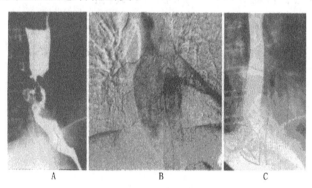

图3-8　食管癌

A.钡透胸下段食管癌,溃疡型;B.食管固有动脉供血肿瘤,
可见有明显肿瘤血管和肿瘤染色;C.治疗后复查钡剂造影,
见肿瘤基本消失,管壁光整,食管腔扩张良好

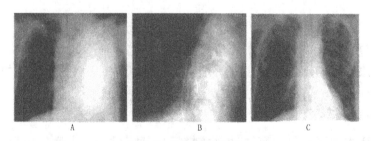

图3-9　肺癌灌注化疗

A.肺癌伴左肺不张;B.支气管动脉灌注治疗;C.复查肺组织复张

4.常见并发症

在长期化疗灌注的靶动脉可发生血管狭窄及闭塞;在行支气管动脉、脊髓动脉、脑动脉化疗灌注时可发生神经损伤如截瘫、失明、偏瘫;消化道反应如恶心、呕吐、腹泻、腹胀及食欲缺乏;骨髓抑制;肝、肾、心脏受损等。

(二)溶栓

选择性插管至局部血栓形成的血管内,持续灌注溶栓药物,已成为治疗血栓栓塞性疾病的常用方法。

1.优点

与静脉内溶栓治疗相比有效率高、用药量小、溶通时间短、并发症少,且可随时造影复查了解血管再通和器官再灌注的程度,在确定溶栓治疗无效时可借溶栓通道采用其他治疗方法,如血栓抽吸术、血管内支架技术和激光血管成形术等。

2.常用溶栓剂

常用溶栓剂包括链激酶、尿激酶、组织型纤维蛋白溶酶原激活剂、蛇毒制剂等。

3.适应证与禁忌证

适用于血栓形成或血栓脱落所致的急性血管闭塞者(图 3-10,图 3-11),有出血倾向者、消化性溃疡活动性出血期、近期脑出血者、严重高血压、凝血功能障碍者、左心血栓形成者以及月经期的女性患者、近 10 天有较大外科手术史者为溶栓治疗禁忌证。

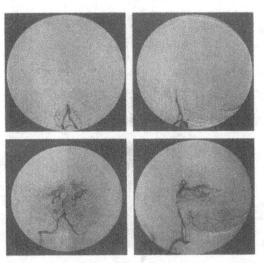

图 3-10　脑血栓溶栓前后

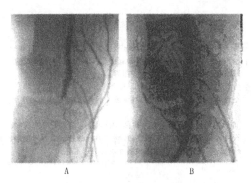

图 3-11　股动脉急性血栓形成

A.患者下肢剧烈疼痛、皮温低、无搏动,造影腘动脉闭塞;B.经动脉留置导管溶栓 72 小时后疼痛减轻,皮肤温度正常,造影腘动脉已通

4.操作方法

依据血栓形成的部位进行动脉血管造影,明确血栓闭塞部位后,经造影导管送入超滑导丝,贯通血栓闭塞部位,然后交换灌注导管埋入血栓中进行灌注。若导丝难以通过血栓闭塞部位,则留置灌注导管嵌入血栓闭塞部位近端,进行灌注,但疗效相对较差。在血栓部分溶解后,需把导管进一步深入到残留的血栓中,连续进行灌注尿激酶。采用小剂量(1 000 U/min)慢速滴入法或大剂量(4 000 U/min)快速滴入法,一般主张尿激酶用量不超过 100 万 U,以凝血酶原时间为正常 1.5 倍,部分凝血激活酶时间为正常 2 倍,纤维蛋白原>100~150 mg为宜。

5.溶栓中止指标

(1)血栓基本或全部溶解,管腔恢复通畅。

(2)出现严重并发症如内出血、失血性休克、药物变态反应等。

(3)连续溶栓治疗 24~48 小时,仍未见血栓溶解。

(4)溶栓治疗过程中造成其他重要脏器如脑血管、肾动脉急性栓塞等。

6.治疗效果

血管开通率在 70%~90%,症状好转率可达 100%。但治疗时间窗是溶栓治疗成功的关键。溶栓时机越早越好。脑动脉溶栓超过病后 6 小时,冠状动脉超过 9 小时,周围血管溶栓超过 3 个月,成功率明显降低。

(三)治疗出血

经导管灌注术是临床上最有效的诊断出血和控制出血的方法之一。理论上认为出血速度>0.5 mL/min时即可为造影发现,一旦出血部位明确或发现有活动性出血,置导管尖端于出血动脉的近侧灌注血管收缩药,越接近出血点控制出血的效果越好。

1.原理

血管收缩剂可使局部血管强烈收缩以暂时性减少血流,并降低灌注压,同时也可使局部肠管平滑肌痉挛性收缩,从而减少出血部位血流和促进出血血管局部血栓形成。

2.常用灌注药物

加压素,也称为抗利尿激素(ADH),是由神经垂体产生的一种水溶性加压物质,直接作用于血管平滑肌,不对 α 受体起作用,具有抗利尿作用和收缩血管作用。大剂量时对所有的血管平滑肌有直接收缩作用,特别对毛细血管和小动脉的作用更明显,因此造成皮肤、胃、肠道血流量减少,甚至冠状动脉血流减少。初始剂量为 0.2 U/min,匀速灌注。20 分钟后造影复查,出血停止者,保留导管继续灌注24 小时,然后减量至 0.1 U/min,24 小时灌注。初始剂量无效时,可将剂量增加至 0.4 U/min,维持6～8 小时,然后逐步减量。通常用药后 48 小时均应停止灌注,止血无效时则应采用其他有效方法治疗。

3.适应证

(1)胃肠道出血,包括食管贲门黏膜撕裂、炎症等原因引起的弥漫性胃黏膜出血、溃疡出血、憩室出血。

(2)术后出血、肿瘤出血、外伤引起的渗血或弥散性小动脉出血。

(3)部分血管性疾病破裂出血。

4.禁忌证

血管收缩治疗无绝对禁忌证,冠心病、肾功能不全、高血压、心律失常者慎用。较大动脉血管破裂出血时,应配合栓塞或手术治疗措施。

5.疗效

治疗上、下消化道出血的总有效率为 52%～90%,复发率 15%～30%。

6.并发症

常见的并发症主要有 3 类。

(1)穿刺插管所致的血肿、血管内膜损伤、血栓形成、栓塞等。

(2)造影剂引起的变态反应。

(3)血管升压素引起的全身和局部不良反应,最常见的反应是痉挛性腹痛,一般在半小时内缓解。严重并发症为:心肌梗死、心律失常、严重高血压、肠缺血坏死、外周血管缺血等。

(四)治疗缺血性病变

缺血性病变是指由于动脉痉挛、狭窄和闭塞(尚有侧支血供)使受累器官处于低血流状态,可造成器官的萎缩、功能障碍甚至坏死。TAI主要适用于脑缺血、肠缺血和肢体缺血等。

1.常用药物

常用药物有罂粟碱、前列腺素、妥拉唑啉、酚妥拉明、缓激肽等。

2.操作方法

在常规股动脉插管行诊断性动脉造影后,根据病变性质经导管灌注血管扩张药。

(1)脑血管痉挛者用 0.5 mg 尼莫地平、6 000～12 000 U 尿激酶灌注,然后用 0.2% 罂粟碱 1 mL,以 1 mL/min 的速度重复多次灌注。

(2)肠缺血者,先灌注妥拉唑啉 25 mg 行试验性治疗,若血管口径增粗,则改用罂粟碱以 60 mg/h 持续灌注,灌注浓度根据病情适当调整。灌注 24 小时后造影复查,若疗效满意,可停止灌注,若无效再灌注 12～24 小时后停止。

(3)雷诺现象和急、慢性冻伤者可用利舍平做动脉内注射。

(4)寒冷引起的血管痉挛先用妥拉唑啉注射后,接着灌注罂粟碱。

(5)继发性动脉粥样硬化性闭塞的足部缺血病变常常灌注前列腺素 E_1。

第三节 经皮腔内血管成形术

一、历史和发展

经皮腔内血管成形术(percutaneous transluminal angioplasty,PTA)是经皮穿刺血管,置入导丝、球囊导管、支架等器械,再通动脉粥样硬化或其他原因所致的血管狭窄或闭塞性病变的介入治疗技术。

1964 年,Dotter 和 Judkins 采用 12 F 同轴导管系统,经预先穿过病变的导丝的引导,通过了动脉阻塞性和狭窄性病变,在阻塞的部位产生了一个开放的动脉内腔,从而里程碑式的宣告了经皮腔内血管成形术(PTA)的诞生。1974 年,Andreas Gruntzig 发明了聚氯乙烯制成的双腔球囊导管,它以小剖面的球囊导管带入较大剖面的球囊,借助球囊的均匀径向张力将狭窄的管腔扩开,随着这一技术的日趋成熟,PTA技术在治疗血管阻塞和狭窄性疾病的应用越来越广泛。

在20世纪80年代后又陆续出现了几种新的血管成形技术,主要是粥样斑块切除术、激光血管成形术、血管内支撑器及超声血管成形术等。一些日新月异的新血管影像技术,如血管镜、血管内超声和CTA、MRA等对于PTA的发展也起到越来越重要的指导和评价作用。现在PTA技术可用于全身动脉、静脉、人造或移植血管狭窄闭塞性疾病的治疗,成为此类病变治疗中不可或缺的重要治疗手段(图3-12,图3-13)。

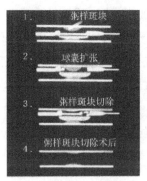

图3-12　定向冠状动脉粥样斑块切除术

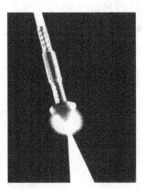

图3-13　激光血管成形术

二、临床要点

PTA的机制:充胀的球囊压力造成了狭窄区血管壁内、中膜局限性撕裂,血管壁中膜过度伸展以及动脉粥样斑断裂,从而导致血管壁张力减退和腔径的扩大。激光血管成形术、粥样斑切除术等是利用激光的汽化消融或者机械性内膜切除、吸收设备清除引起血管狭窄的斑块从而治疗血管狭窄、闭塞。PTA的优点在于对患者创伤小,并发症少,见效快,操作较简便,一旦发生再狭窄可以重复PTA治疗。

三、病例选择

PTA 原来主要用于肢体血管,以后扩展至内脏动脉,如肾动脉、冠状动脉,并且由动脉发展至静脉,如扩张治疗腔静脉狭窄;治疗人造血管、移植血管的狭窄或闭塞。在疾病的急诊介入治疗中,PTA 主要应用于各种原因所致的急性心血管、脑血管、主动脉、颈部血管、肢体血管、肾血管狭窄闭塞所致的急症治疗。

(一)适应证

(1)中等大小血管或大血管局限、孤立性狭窄。

(2)多发、分散的短段狭窄和闭塞:①动脉粥样硬化及大动脉炎引起的有血流动力学意义的血管狭窄或闭塞。②血管搭桥术后吻合口狭窄及移植血管狭窄。③血管肌纤维不良所致的局限性狭窄。④肾动脉狭窄所致的继发性高血压。⑤原发性下腔静脉膜性狭窄或节段性不完全梗阻。⑥血管移植术前病变血管扩张的辅助措施;或因缺血造成截肢,术前试行挽救肢体或降低截肢的水平。

(二)禁忌证

(1)碘过敏(对碘过敏患者,目前已可用 CO_2 行 DSA 造影)。

(2)严重心律失常,心功能不全。

(3)肝、肾功能不全,或凝血机制异常,凝血功能障碍和治疗后的凝血酶原时间小于 40%。

(4)长段狭窄或闭塞、小血管病变、溃疡性狭窄或已有钙化的狭窄或闭塞病变。对肢体动脉而言,闭塞段血管长度超过 10 cm,或为钙化性狭窄,或伴外周小血管病变;对冠状动脉而言,多支病变,或血管腔内有 3 个月以内新鲜血栓,或溃疡性血管狭窄等。

(5)大动脉炎活动期。

四、器械要求和术前准备

器械要求:PTA 技术主要使用各式各样的血管球囊成形导管。包括同轴球囊导管(双腔球囊导管)、快速交换球囊导管、切割球囊导管、激光、热球囊导管等。在 PTA 治疗过程中,能否顺利的操作并达到预期的治疗效果,选择合适的球囊导管至关重要。理想的球囊导管应具有良好顺应性,较小的直径有较大的球囊;球囊膨胀后其顺应性很低,有较强的径向张力及较快的充盈与排空速度。球囊导管可有不同的长度和直径,应根据病变的长度和管腔的直径选用,一般长度应超过狭窄段 5~10 mm,直径为正常管腔的 11% 左右。球囊段有 2~3 个金属标记,表示球囊有效段的两端和中点,常用的球囊膨胀时可耐受 404～1 010 kPa。多数血管成形导管为 5 F,球囊直径为 4～8 mm,双腔型,中孔可通过导丝及注入造影剂,侧孔与球囊相通,可注入造影剂将其膨胀。冠脉与外周小血管的球囊成形导管一般为 3 F,球囊直径为2～6 mm(图 3-14)。

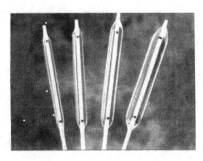

图 3-14　不同直径的球囊

术前准备:介入治疗前应进行全面的体格检查,应进行包括超声、CT、MRI等详尽的影像学检查,术前的血管造影检查能够提供更为详尽的病变血管解剖,因而是十分必要的。术前的实验室检查包括凝血参数、血小板计数、凝血酶原时间、部分凝血酶原时间和血清肌酐水平。当计划施行肾动脉和髂动脉的 PTA时,因为存在血管破裂的危险性,推荐进行血型检查。

为了减少并发症和预防再狭窄。从术前 3～5 天开始应用抗血小板聚集药物,如阿司匹林 100～300 mg(1 次/天)、噻氯匹定 250 mg(2 次/天)或氯吡格雷 75 mg(1 次/天)。

在 PTA 治疗之前,患者应禁食 8 小时。如果对肾动脉或下肢动脉施行PTA术,可在介入治疗之前口服钙通道阻滞剂(硝苯地平 10 mg)防止动脉痉挛。

五、操作技术和注意事项

操作技术:血管造影确定病变位、程度和侧支供血情况以及狭窄上下方的血压血流动力学改变后,将造影导管换成球囊导管。将球囊置于狭窄区,球囊的中点应与狭窄的中点相吻合,用压力泵或手推稀释的造影剂充胀球囊。充胀的球囊作用于狭窄的血管,使之发生扩张。透视下显示狭窄段对球囊的压迹(蜂腰征),如压迹在球囊的有效扩张段,可继续加压注入,使压迹消失,一般每次扩张15～30 秒,必要时可重复 2～3 次,将球囊用注射器抽瘪后,退出。扩张结束后,要复查血管造影,了解血管扩张情况,同时再次测量原狭窄区上下方的血压差以确定扩张治疗的效果。

注意事项:导丝通过狭窄段为 PTA 治疗的关键。对完全性闭塞者,需先打通血管。所选球囊直径与狭窄段两端正常管径相当或稍大 1~2 mm,球囊长度应超过狭窄长度 1~2 cm。术中经导管注入 3 000~5 000 U肝素行全身肝素化,同时术中给予 1 000 U/h 静脉滴注。治疗术中,在通过狭窄段时,动作轻柔,防止粗暴操作致使血管痉挛、夹层、穿孔、闭塞,导致 PTA 失败。

六、术后处理和疗效判断

术后处理:一般处理同经血管介入治疗。因术中要用肝素抗凝,术后压迫止血时间应足够(15 分钟),无出血后方可加压包扎。术后继续全身肝素化 24~48 小时,现多使用低分子肝素,如速避凝 0.3~0.4 mL,2 次/天,皮下注射,注意检测出凝血时间,使 INR 值在正常的 1.5~2.5 倍,3 天后改服用阿司匹林、氯吡格雷、双嘧达莫等药物抗血小板药物 3~6 个月。以上处理供参考,应根据患者具体情况,个体化处理。

疗效判断:疗效的评价包括血流动力学评估及临床治疗效果评价。成功的 PTA 治疗应是血流动力学、形态影像学得到改善及临床症状得到缓解。PTA 的近期和远期疗效均较好,髂、肾动脉的 PTA 成功率在 90% 以上,五年平均血管开放率在 70% 以上,冠状动脉单支病变 PTA 成功率在 90% 以上。影响疗效的因素中。除病变部位外,病变性质、病变的解剖与病理学特征、患者全身状况、设备情况以及术者经验等也是重要因素。例如,在肾动脉狭窄中,以纤维肌发育不良的疗效最好,扩张成功率在 90%~95%,临床上高血压治愈和改善率达 93%;其次为动脉粥样硬化症;而多发性大动脉炎的疗效较差。

七、并发症处理原则和预防

PTA 的并发症较少,发生率为 0.76%~3.3%,常见的有以下几种。

(一)穿刺部位血肿形成、出血

这是最常见的并发症,主要原因是术中使用肝素量较大,球囊导管的外径较粗,压迫止血不易充分。为预防该并发症发生,压迫止血必须充分,适当延长压迫时间;或留置导管鞘 24 小时,既可减少穿刺部位发生血肿的概率,又可以为术后急性血管闭塞的处理提供方便。出现小的血肿不需特殊处理,可自行吸收,较大的血肿影响肢体血液循环,则需外科行血肿清除及动脉穿刺口缝合。

(二)动脉痉挛

动脉痉挛在 PTA 操作过程中较常见,主要由于操作过程中导丝、导管对血管的刺激,尤其是在操作粗暴、选用器械不当的情况下会增加这种可能。动脉痉挛处理不当可导致血管闭塞,治疗无法完成,因此,在通过迂曲狭窄的血管段时,要求动作轻柔,避免暴力推送;出现动脉血管痉挛,可注入利多卡因 2～3 mL 或罂粟碱15～30 mg解除痉挛、扩张血管,如疑有血栓形成,可注入尿激酶溶栓。

(三)血管内膜损伤

因为球囊扩张本身就是一个对动脉损伤的过程,所以,在 PTA 的操作过程中对血管内膜的损伤是难免的,尤其是动脉硬化的患者。严重的内膜损伤会导致内膜掀起形成夹层,严重的影响血流,甚至导致血管的穿孔。发生夹层或穿孔时,应立即将球囊扩张导管置病变处,充盈膨胀,然后置入血管内支架固定掀起的内膜或急诊外科手术修补治疗。

(四)球囊破裂

球囊破裂可造成动脉切割或急性血栓形成,甚至导致血管破裂,而需急诊手术治疗。术前需了解球囊导管的最大承受压力,术中扩张时最好使用压力表。球囊破裂如为纵向破裂,退管一般是安全的;如为横向破裂,破裂的远端球囊退出时可能折返,推出会有阻力,退出困难需用大血管鞘套取,退出时边退边旋转导管,使破裂顺一个方向有序的套入鞘内后取出。

(五)异位栓塞、远侧端血管闭塞

在 PTA 操作过程中,穿刺、血管扩张、导丝及导管对血管壁的损伤均可继发血栓形成,操作或经高压注射器造影可致血栓脱落。导致急性的血管闭塞。如出现急性的血管闭塞,可将导管头尽量靠近血栓形成部位灌注溶栓、抗凝药物:尿激酶100 万～200 万 U;同时给予肝素抗凝;局部溶栓无效,远端肢体可能由此产生缺血坏死。

(六)术后再狭窄

术后再狭窄是 PTA 治疗后存在的主要问题,PTA 术后再狭窄多发生在PTA 后数月至 1 年之内,平均发生率约为 30%。主要原因:①PTA 是一种损伤血管壁成分的机械治疗方法,术后必然会引起一系列修复反应,球囊扩张的结局具有两重性,内、中膜局限性撕裂造成了血管腔的扩大,血流灌注得以恢复;同时内、中膜撕裂也成为纤维组织增生导致再狭窄。②血管壁的弹性回缩和原有病变的进展导致再狭窄。

为了减少再狭窄,可采取三种措施。

(1)改进设备:已研制成新型材料的球囊,可减少对血管的损伤。

（2）药物治疗：减少、预防和治疗 PTA 进程中和 PTA 后出现的血管痉挛、血小板黏附、血栓形成和内膜纤维细胞增生。常用药物为阿司匹林、肝素、硝苯地平（心痛定）、硝酸甘油以及正在试用的前列腺环素、血栓素合成酶抑制剂等。

（3）新技术的应用：经皮血管内支架植入术、超声血管成形术、激光血管成形术等。

八、结语

球囊血管成形术具有微创、并发症少、收效快、操作较简便、可重复性强等优点，在治疗血管阻塞和狭窄性疾病方面有着广泛的应用，但由于其术后再狭窄率较高，正逐渐被以血管内支架成形术、激光血管成形术、粥样斑块切除术等为代表的新的血管成形技术所取代，现在更多的是作为血管内支架植入的前期准备和治疗得到应用。

第四节　经皮穿刺活检术

一、基本原理

经皮穿刺活检术是指在医学影像设备的导向下，利用穿刺针，经皮穿刺器官或组织后取得组织学或组织学标本进行细胞学或病理学诊断的方法。经皮穿刺活检是一种简便、安全、有效的诊断手段，现已广泛应用于全身各个部位。

二、器材与药物

主要器材有活检针。根据穿刺针头的形态和抽取组织细胞的方式不同，可分为细胞抽吸针和组织切割针两大类。

（一）细胞抽吸针

细胞抽吸针包括 Chiba 针与 Turner 针，多为细针，用于获取细胞学与细菌学材料。

（二）组织切割针

有粗有细，取材较多，可供组织学检查，按其针构造又分为两类。一类是具有切割作用的针尖，包括 Madayag 针和 Greene 针等；另一类是远端具有一活检窗,如 Westcott 针。近年来最常用的是自动或弹射式活检枪,属于切割针范畴。该活检枪有弹射装置,在激发扳机后,切割针弹射进入病变部位获取组织材料。

另一类特殊的活检针是锯齿状的旋切针,由套管针和锯齿状切割针组成,可以进行组织环钻和旋切,为骨活检术中最常用、最有效的活检针。直径在 6～12 G,常用的旋切针有 Franseen 针、Otto 针及 Rotex 针。活检针如图 3-15 所示。

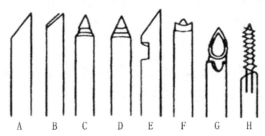

图 3-15 活检针的形状与大小

A.Chiba 抽吸针 20 G,21 G;B.Tuener 抽吸针 16～22 G;C.Madayag 抽吸针 22 G;D.Greene 抽吸针 22 G,23 G;E.Westcott 切割针 20 G,22 G;F.Franseen 旋切针18～22 G;G.Otto 旋切针 18～21 G;H.Rotex 环钻针 22 G

三、操作技术

(一)穿刺前的准备

1.医师的准备

全面了解或复习病史,复核影像学图像和资料,特别注意有无凝血机制障碍、高血压、冠心病等。术前应与患者及家属谈话,办理术前签字手续,交代注意事项,以取得患者的配合。

2.患者的准备

对于穿刺有紧张、焦虑情绪的患者,穿刺前给予镇静剂。对拟行胸部穿刺而有咳嗽者,应给予止咳药,待咳嗽停止后再行穿刺。拟行腹部脏器穿刺而且穿刺针需经胃肠道者,穿刺前应禁食。对盆腔脏器穿刺时,嘱患者排空大小便。

3.穿刺器械和监视仪器的准备

穿刺器械应严格消毒后使用,对重复使用的穿刺针等器械在使用前应检查其可靠性。在患者进入监视仪器检查台之前,应检查机器是否处于正常运转状态。

4.急救药物的准备

急救药物包括升压药、呼吸兴奋剂、强心剂、高渗糖、地塞米松、止血药、镇痛药、氧气等。

(二)导向手段

经皮穿刺活检是在影像技术导向下进行,不同于开放式和盲目活检。常用的导向手段有电视透视、USG、CT 和 MRI。

1.电视透视

简便、经济、操作灵活和定位快。可直接观察进针方向与深度,尤其适用于胸部和四肢骨骼的穿刺活检。

2.USG

USG 简便灵活、不受体位限制、无放射性损伤,还可准确了解病灶的大小、深度和周围组织结构情况。适用于腹部病变。

3.CT

CT 具有良好的密度分辨率和层面空间分辨率。能清晰显示病变及周围组织结构的关系,定位准确,并发症少,使用范围广。倾斜穿刺有困难、操作时间长、费用高是其缺点。

4.MRI

MRI 实时透视、无 X 线损伤并能变轴面成像为其优点。但顺磁性介入材料则是其主要缺点。

(三)技术及方法

所有穿刺活检均在无菌状态下进行,对穿刺器械应严格消毒,选定穿刺点,对穿刺点及其周围皮肤进行消毒并铺巾。用 1%～2% 利多卡因作穿刺点局部麻醉。进针前,根据穿刺针粗细,用手术刀片在皮肤作小切口,或用一稍粗针头在皮肤上刺一针眼,以利穿刺针穿过皮肤。定位与穿刺均在影像监视下进行。

1.抽吸活检术(图 3-16)

将抽吸活检针穿刺进入病灶中,并进一步核实针头的位置,确保其位于病灶内。退出针芯,连上10 mL或20 mL注射器,在负压状态下将穿刺针小幅度推进和退后数次,以利于病变组织或细胞吸入针芯内,抽吸物送活检。抽吸结束的拔针过程中,只需保持注射器与针内腔的负压,不能再继续抽拉注射器。在针尖即将退出皮肤、皮下组织的瞬间,应停止抽吸负压,这样可防止针内腔的标本吸入注射器筒内,以免造成涂片困难。如抽出的是血性液体,则可能已穿至血管,应将针拔出重新穿刺。穿刺针退出后,轻轻推注注射器,将针内腔的标本物质推注在载玻片上,然后推片、固定。若取材较多,可涂几张玻片。最后将其送病理检验室进行细胞学检查。在穿刺针退出的即刻,使用无菌纱布覆盖穿刺点并局部压迫数分钟,以防止穿刺点出血。

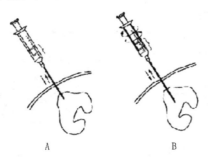

图 3-16　抽吸活检术

A.负压下推进穿刺针;B.负压下退针并旋转

2.切割活检术(图 3-17)

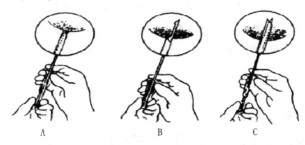

图 3-17　切割活检术

A.穿刺针达病灶缘;B.推进切割针针芯;C.推进切割针针套,取得组织

　　切割术的目的是获取组织标本,以能对病变进行组织学检查,其诊断敏感性与特异性均明显高于细胞学诊断。由于肿瘤较大时其中心常发生坏死,肿瘤边缘部分为生长活跃区,故取材时应选择在肿瘤边缘部分。

　　将切割穿刺针整体经皮穿向病灶,针头进入病灶边缘即可,向前推进切割针芯,然后保持针芯不动,再向前推进切割针针套。套管前进中,即将针芯沟槽的组织切下,封存于套管与针芯槽口内,然后将切割针整体退出。

　　自动活检枪切割组织的原理与此类似。进入病灶边缘时按动枪栓,将针套快速弹射出并切取组织,最后退出(图 3-18)。切割针退出后将针芯推出,取出组织条,将其放入 10%福尔马林或无水乙醇中,送病理检查。

　　3.旋切(环钻)活检术

　　旋切活检术主要用于骨骼病变的活检,基本方法与切割术类似。由于骨骼组织较坚硬,所使用的活检针不同。将旋切针的套针准确穿刺抵达病变区骨面,穿过骨皮质,拔出针芯,从套针内置入并旋切病变,在同一方向加压拧旋几次,切取标本。最后将获取的标本固定,并送病理检查。

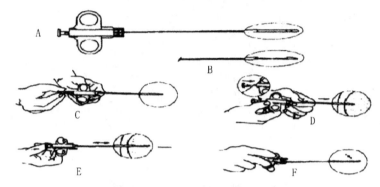

图 3-18 自动活检枪及使用示意图

A.正面;B.侧面;C.后拉枪栓,听到"咔嗒"声,说明针弹簧已被锁住,针处于准备状态;D.后拉活栓,使内针芯后退入切割外套管内并使针整体进入靶区;E.固定针整体不动,用拇指推进活塞,内针芯进入病变区,此时标本槽口外露,正位于病变内,此时扣动扳机,切割外套被弹射入病变区,组织被切割于槽口内;F.整体拔出活检针

四、注意事项

(1)穿刺活检时应在无菌状态下进行,对穿刺器械应严格消毒。

(2)麻醉药物到达深度与定位深度基本一致。

(3)肿瘤较大时,取材应选择在肿瘤边缘部分的生长活跃区或采取多方向取材。

(4)在保证标本数量的前提下,应尽量减少穿刺次数。

(5)抽吸活检术时,负压抽吸过程中应小幅度推进与退出数次,以利病变组织或细胞抽吸入针芯内;针尖退出皮肤时应及时停止抽吸,以免将抽吸病灶抽入注射器筒。

(6)穿刺活检术中一定要避开血管,尤其是切割活检术时。

(7)对施行胸腹部脏器穿刺活检的患者,穿刺活检结束后,应观察患者1~2小时,患者无不适或无并发症发生后方可离开检查室。

五、并发症及处理

各种类型的穿刺活检方法所表现出的并发症类似,发生率与穿刺针的直径和类型有着密切的关系。包括疼痛、出血、感染、气胸和诱发转移等。

(一)疼痛

疼痛较轻时无须处理,1~2天内可自行消失。剧烈疼痛时应考虑损伤血管或神经,除给予镇痛药外,还应给予止血与消炎等处理。

(二)出血

少量伤口出血时,采取按压止血,多可自行停止。出现血压快速下降或持续性、进行性下降时,应考虑大血管破裂,除了给予对症处理外,应立即寻找原因,必要时立即行外科手术修补或介入止血治疗。

(三)感染

穿刺活检后感染多与穿刺器械或皮肤消毒不严有关,应加强无菌观念,一旦出现感染症状,应及时给予抗感染治疗。

(四)气胸

气胸多在肺部穿刺后即刻发生,少量气胸可自行吸收,中大量气胸应及时采取抽气或负压引流的方法治疗。

(五)诱发转移

恶性肿瘤穿刺活检时可能出现肿瘤通过针道转移、种植,为了防止诱发转移,应尽量减少穿刺次数。

六、应用范围

经皮穿刺抽吸活检术在肿瘤的鉴别诊断中已被公认为是并发症少,敏感性和特异性高的方法之一。占位性病变是经皮穿刺活检术的主要适应证,用于鉴别肿瘤与非肿瘤、肿瘤良恶性、原发性与转移性,以及明确肿瘤的组织学类型,以便确定治疗方案。肺、肝、肾等实体器官的慢性浸润性病变也值得活检进行分型。

(一)肺活检术

肺部经皮穿刺活检是肺部非血管介入技术中的重要内容。一些影像学难以明确性质的病变,通过活检取得细胞学、组织学资料,可做出定性诊断和鉴别诊断,对于治疗方案的选择、制订以及治疗后随访、预测预后等均有重要作用。

(二)肝活检术

影像学导向下经皮穿刺肝肿块活检术已被广泛采用。以往,几乎所有活检都用细针(21~22 G),虽然安全,但只能得到细胞学的诊断,即只能诊断是否为恶性肿瘤,却不了解特殊的组织类型。近年来人们已趋向于使用能取得组织块的切割针(16~20 G)。同时,由于活检样本的病理技术也有了改进,准确率可达90%,安全程度依旧。

(三)骨活检术

骨骼病变的穿刺,基本方法与腹部脏器类似。骨骼病变具有多样性,如囊性病变、炎性病变、溶骨性肿瘤、成骨性肿瘤、代谢性病变、骨性病变浸润软组织等,随着病变性质的不同,病变处骨骼的硬度差异较大,穿刺时应根据病变骨骼的密度与部位选择不同类型的活检针。

第五节　经皮穿刺引流术

一、基本原理

经皮穿刺引流术即在影像设备的引导下,利用穿刺针和引流导管等器材,对人体管道、体腔或器官组织内的病理性积液、血肿、脓肿或胆汁、胰液、尿液等体液淤积进行穿刺抽吸、引流,达到减压和治疗的目的。经皮穿刺引流术常用于全身各部位的脓肿、囊肿、浆膜腔积液、胆管或泌尿道梗阻、颅内血肿的穿刺引流。对抽出液进行细胞学、细菌学和生化检测,做出鉴别诊断和指导用药的同时,还可以经引流导管进行局部抗感染、引流等治疗,达到减压、消炎与囊肿灭能的目的。

二、器材与药物

(一)穿刺针

最常用的是带针芯的穿刺针,由套针和针芯组成。有的套针外加一猪尾巴引流管,可用于引流、造影或当作鞘,称为套管针(图 3-19)。

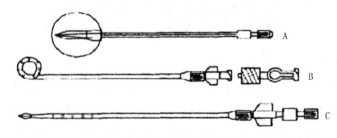

图 3-19　引流穿刺针

A.穿刺针达病灶边缘;B.推进穿刺针针芯;C.推进穿刺针针套,取得组织

常用规格为 17～23 G。根据穿刺部位和病变程度的不同,选择不同型号的穿刺针。20～23 G的穿刺针主要用于穿刺管腔,如胆管或肾盂等,进入管腔后引入 0.018 in 细导丝,然后逐渐扩大穿刺道,最后放入引流管。对于病灶较大,定位容易浅表的病灶,如脓胸、巨大肾囊肿、尿潴留的巨大膀胱等则可用粗针一次性穿入到位,然后直接引入导管或通过0.035～0.038 in导丝引入引流管。

(二)导丝

血管性介入导丝均可应用于非血管性操作。所用导丝主要采用血管造影用的普通导丝和超滑导丝两种,导丝头端均为软头,其形态有 J 型和直型,直径 0.018～0.045 in,可根据实际需要选用。另非血管介入专用有 Lunderquist 导丝,为一段不锈钢丝,一端有软的钢丝圈。常用于胆系、肾盂或脓肿。

(三)扩张器

扩张器前端较细,后端渐粗。可对穿刺部位软组织通道进行预扩张,使引流管容易进入引流区域。临床选用的扩张器多为 7～14 F,其质地较硬韧,也可用相应直径的导管鞘芯代替,用法与血管性扩张器相同,通过导丝为支撑作轴心扩张。当扩张器不能顺利通过穿刺道时,也可用球囊导管扩张通道,达到预扩张的目的。

(四)引流导管

引流导管种类很多,使用时应根据插入的部位与引流液黏稠度不同来选用。稀薄的引流液(如囊液、尿液等)可用较细的引流管,稠厚的脓液或血肿凝块宜用较粗的引流管。常用的7～14 F引流管,其引流区的一段应有多个侧孔。为防止游走滑脱,常将头端制成猪尾巴卷曲、蘑菇状膨大或单弯状。有的脓腔因其脓液稠厚、腔大,为了便于冲洗引流,引流管内有两个腔,一个腔注入冲洗液,一个腔引流脓液(图 3-20,图 3-21)。

(五)固定器械

为了固定引流管,常用丝线将导管与皮肤缝合固定,在短期内非常有效,但会因缝线切割皮肤或针眼感染而失去固定作用。用涂上安息香酸酊的胶布粘贴引流管于皮肤,只要保持皮肤干燥也能长期有效,而由于分泌液或引流液渗漏等原因使之黏性降低则也会失去固定作用。目前临床上多使用一种固定盘(图 3-22)器材,能够较好地长期固定引流管。使用时盘下可能有分泌物潴留,不易清洗,须定期更换。

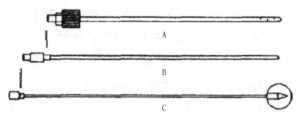

图 3-20　直引流管

A.引流管；B.针套；C.针芯

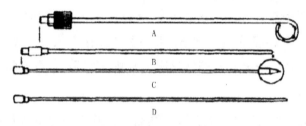

图 3-21　猪尾巴引流管

A.引流管；B.针套；C.针芯；D.支撑器

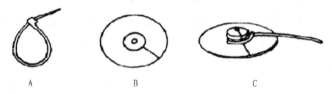

图 3-22　固定盘

A.扣带；B.固定盘下面观；C.固定盘用扣带扣紧

(六)药物

除造影对比剂外,术前用药与外科手术相同,如苯巴比妥与阿托品；术中应用麻醉药,如利多卡因；皮肤消毒液与器械消毒液用碘伏与戊二醛；囊腔内用无水乙醇或二氧化碳固化囊壁；脓腔内用溶解纤维组织与杀菌、抗菌药物,如纤维蛋白酶与各种抗生素,此外,还应备有各种急救药物。

三、操作技术

(一)Seldinger 法

Seldinger 穿刺法主要运用于血管性介入,后来人们逐步将此法运用于非血管性技术,穿刺管腔和囊腔成功后,抽吸造影并引入导丝,退针并插入引流管(图 3-23)。

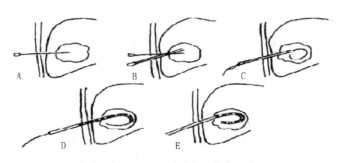

图 3-23　Seldinger 法引流管置管术
A.细针穿刺探查;B.18 G 针穿刺到位;C.插入导丝;
D.扩张后置入引流管;E.退出导丝引流

1.术前准备

(1)设备及器材准备。导向设备有超声、电视透视、CT、MR 或 DSA 等,根据具体情况选择穿刺针具与引流管。

(2)患者准备。术前检测三大常规,出凝血时间、肝肾心功能、过敏试验,术前谈话并签字,术前禁食2～4 小时,必要时用镇静药。医师分析资料确定引流途径。

(3)穿刺针及引流通道设计:①选择穿刺途径,尽量避开占位性病变、生理管和邻近脏器。②做好实时影像学导向,定好进针方向和深度。③标记穿刺点,局部消毒铺巾和局麻。④选择 21～23 G 细穿刺针探查,屏气下穿刺,成功后保持平静呼吸,退出针芯。⑤造影明确引流区大小、形状、部位,以及与邻近器官的关系,有无窦道。⑥再用 18 G 针按上述部位与方向穿刺插管。⑦为防止引流液向体内扩散,选择引流管道应保持一定的组织厚度及兼顾引流途径最短。

2.技术及方法

(1)确定最佳引流途径后,行穿刺点局麻。

(2)作皮肤小切口,注意切口的大小和方向。

(3)穿刺时应注意保持浅呼吸和屏气,进针到达预定部位后,拔出针芯,经套针抽吸,作细胞学培养和生化检测。

(4)套针进入引流区后,引入导丝,退出套针,在导丝引导下引入扩张管,最后置入引流管,退出导丝。

(5)经引流管冲洗囊腔,吸尽囊液。

(6)造影证实引流管侧管的侧孔段全部在引流区,在体表固定引流管,接上引流袋。

(二)套管法

使用套管针在影像学导向下一次性完成穿刺和引流操作,称为套管法。

1.方法一

作皮肤穿刺点局麻后再作一小切口,透视或超声引导下直接向引流区中央穿刺,预计到位后,退出针芯,见腔内内容物流出,经套管腔直接引入引流管,在影像导向下略做导管侧孔段的位置调整,退出套管,经引流管注射稀释对比剂作引流区造影留片,抽吸、冲洗后固定引流管,连接引流袋(图 3-24)。

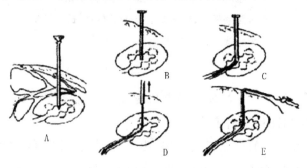

图 3-24 套管法之一

A.套管针穿刺;B.到位后退针芯;C.导丝与引流管经套针插入;D.退套针;E.固定引流管

2.方法二

将引流管套在穿刺针外,直接穿向脓腔,入腔后退出针芯,证实到位,术者一手持针,一手将引流管推入,至引流管侧孔全部进入脓腔,即退出针管(图 3-25)。

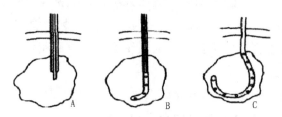

图 3-25 套管法之二

A.穿刺到位;B.引流管顺套针送入;C.留下引流管

(三)穿刺通过扩张法

1.导丝为轴心扩张法

按 Seldinger 法经皮用细针 21 G 或 18 G 穿刺,引入细导丝(0.018 in 及 0.038 in),退针,换用从细到粗的多根扩张管分别作引流道扩张,完成预扩张后,引入引流管引流。

2.导管为轴心扩张法

由于导丝较细,以它为轴心扩张的粗径有限,在要求引流道较粗时,则以导管(8 F)为轴心,套在导管上进行扩张,或用不同粗径的管逐根扩张。

四、注意事项

(1)术前仔细阅读患者影像资料,设计最佳引流途径。

(2)囊肿硬化治疗时,专人固定穿刺针,避免针尖移位。

(3)经导管引流时,引流管侧孔段应尽量置于引流区的最低处,定期冲洗引流管,以防堵塞。

(4)脓肿引流时,不能加压冲洗,以免感染扩散。

(5)引流期间,应避免牵拉引流管,以防脱出或移位。

(6)引流管阻塞时应及时寻找原因,采取相应对策。

(7)穿刺针道较粗时,要求在术前要精确设计引流途径,不宜反复穿刺。

五、并发症及处理

(一)出血及血肿

出血及血肿可发生于穿刺部位、穿刺途径及靶器官。多由反复穿刺,穿刺不当,血管及器官损伤等因素造成。出血不多者不必作何处理,出血较多者应对症治疗直至手术止血。

(二)感染

无菌操作不严可导致感染,引流脓肿、感染性囊肿及尿路、胆管梗阻时操作不当容易导致感染扩散。通常术后都须进行抗感染治疗,防止感染的发生。

(三)气胸

气胸与穿刺方式、导管管径、患者年龄、术者经验有关。少量气胸无须处理,可自行吸收。量多时可用大注射器抽尽胸腔积气,严重者须插管排气。

(四)其他

如发热、局部疼痛、瘘管形成、脓肿复发及引流堵塞、脱出等。

六、应用范围

(1)正常人体管道阻塞,引起阻塞段以上液体过量积聚,而引起的病理反应,如胆管、泌尿道梗阻(图 3-26)等。

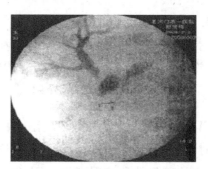

图 3-26 **经皮肝穿胆管引流**(PTCD)

(2)体腔内由于炎症、外伤等原因引起腔内脏器受压,或毒性物质不能排出而大量吸收有害于机体时,如气胸、脓胸、心包积液、积脓、腹部或盆腔的脓肿。

(3)实质脏器内的积液、积脓,如肝、脾、胰、肾等处的脓肿或巨大囊肿。

第四章　骨骼系统肿瘤

第一节　骨转移瘤

一、概述

骨转移瘤是指原发于某一器官的恶性肿瘤转移到骨骼所形成的继发肿瘤。骨转移瘤是骨骼系统最常见的肿瘤。50％左右的恶性肿瘤患者死后尸解发现有骨转移。骨转移瘤最常见的原发肿瘤有乳腺癌、肺癌、前列腺癌、肾癌、甲状腺癌,其他有直肠癌、胰腺癌、胃癌、结肠癌、卵巢癌、恶性黑色素瘤等。转移部位以脊柱最为多见,其次为骨盆、肋骨和下肢长骨等。

二、诊断要点

(一)临床表现

1.局部疼痛

局部疼痛为最常见的症状。初期为间歇性疼痛,逐渐发展为持续痛,晚期可为剧痛。少数患者可无疼痛症状。

2.病理性骨折

病理性骨折可为骨转移瘤的首发症状或在病程中发生,约 8％的癌症患者可伴有病理性骨折。

3.脊髓压迫症

早期可仅表现为背痛,随着病变的加重,可出现局部肢体感觉障碍、肌肉乏力以至肢体瘫痪、尿潴留、便秘等症状。

4.高血钙症

高血钙症少见。可出现恶心、呕吐、腹泻、肾功能衰竭等症状,严重者可致死。

5.病史

仅 1/3 左右患者有原发肿瘤的病史。

(二)影像学检查

1.X 线片

X 线片是骨转移瘤的最基本的检查手段,但敏感性低。骨转移瘤的 X 线片表现有 3 种类型:溶骨性、成骨性和混合性,其中以溶骨性改变最为多见。

2.放射性核素骨扫描(ECT)

ECT 是早期发现骨转移瘤的最好方法之一,可比常规 X 线片检查提早 3～6 个月发现病灶,且一次扫描可了解全身骨骼的情况。ECT 可作为诊断骨转移瘤的常规方法,但存在假阳性和假阴性。

3.CT

在判断骨质破坏方面,CT 优于 X 线片。通过骨窗增强扫描能评估骨质破坏程度、范围、软组织肿块的范围及其与相邻血管的关系。

4.MRI

优于 CT、X 线片,不仅可提供病灶周围软组织及三维解剖情况,而且可了解骨髓腔浸润情况。MRI 是诊断脊柱转移癌最敏感和特异的检查手段,对整个脊柱的矢状位成像可以显示骨、硬膜外以及椎旁肿瘤,了解脊髓受压的范围和程度。

5.PET/CT

对原发灶不明的骨病变有很大诊断价值,既可从分子代谢水平发现异常病变,又可明确解剖部位,有助于了解病变范围和原发灶。但费用昂贵,且临床应用时间不长,有待进一步评价。

(三)实验检查

检查血红细胞和血小板计数,了解贫血和骨髓抑制情况;检查血钙、磷、碱性磷酸酶,了解骨质的代谢水平以及发现高钙血症;检查生化、电解质、肝功能和红细胞沉降反应了解全身情况;甲状旁腺激素测定,可评价骨代谢性疾病;疑似多发性骨髓瘤,可行血、尿免疫球蛋白和骨髓检查;原发肿瘤不明者,可行有关肿瘤标志物检查。

(四)病理检查

对以骨转移为首发且未发现原发灶或原发灶未能明确病理诊断者,原则上应通过活检明确病理诊断。活检应遵循肌肉骨骼系统肿瘤的活检原则,一般采用穿刺针或活检枪抽取肿瘤组织,偶尔切开活检。

三、预后因素

原发肿瘤是决定骨转移瘤预后最重要的因素。某些类型的肿瘤,即使发生骨转移,仍然可能有较长的自然生存期,如乳腺癌、前列腺癌、肾癌、甲状腺癌;而如非小细胞肺癌等,一旦发生骨转移,提示预后较差。此外,转移癌的数量、部位、伴随病的有无以及能否规范合理治疗等,也是影响预后的重要因素。

四、治疗

(一)治疗前评估

(1)详细询问病史及全面的体格检查,对患者的一般状况及预期寿命做出初步判断。

(2)明确患者转移病灶的数量、部位及其对生活质量的影响程度。

(3)明确原发肿瘤的诊治情况,对治疗是否敏感,了解原发肿瘤的预后,评估生存期。

(4)明确病理诊断。

(二)治疗原则

应遵循综合治疗的原则。在决定治疗方案前,必须慎重考虑患者的全身状况、肿瘤的类型和生物学行为、预期寿命和现有治疗手段的效果以及患者本人的要求等,合理地选用各种治疗手段,以提高患者的生活质量、延长生命为治疗目标。

(三)治疗方法及评价

1.放射治疗

放疗对骨转移瘤尤其是脊柱转移癌有肯定的姑息性疗效。一些对放射线中度敏感的肿瘤,如肺癌、乳腺癌、骨髓瘤、淋巴瘤等椎体转移,放疗可迅速改善症状和神经功能。即使对放疗不敏感的肾癌和黑色素瘤,放疗对改善脊髓压迫症也有较好疗效。标准放疗方法是:每天 300 cGy,总剂量为 3 000 cGy。

2.手术治疗

对孤立性骨转移可行手术切除。固定术用于治疗已发生病理性骨折的患者,也用于预防性治疗某些有病理性骨折危险的骨转移患者。病理性骨折处骨转移瘤病灶的手术切除,具有局部辅助治疗作用,并有活检价值。对脊柱转移癌,手术治疗仅适用于原发灶不明的肿瘤侵犯椎体和(或)脊髓,或曾接受过放疗而局部复发,或对放疗抗拒的肿瘤,或椎体破坏致使骨碎片压迫脊髓的病例。由于骨转移瘤一般提示病情已届晚期,且手术存在并发症等风险,因此宜严格掌握适应证。

3.双膦酸盐

双膦酸盐可抑制破骨细胞活性而对病理性骨溶解起阻断作用,并可有效地抑制高钙血症。常用唑来膦酸,每次 4 mg,静脉滴注,3～4 周 1 次;或帕米膦酸 30 mg,静脉滴注,1 次/天,连续 3 天,4 周为一个疗程。

4.针对原发肿瘤治疗

根据原发肿瘤的病理类型,选择相应的化疗和内分泌治疗方案。化疗对乳腺癌、小细胞肺癌、淋巴瘤和生殖细胞肿瘤等所致的骨转移等较敏感,而内分泌治疗对前列腺癌、乳腺癌等所致的骨转移有效。

5.同位素内照射

适用于晚期广泛性骨转移,常用 ^{153}Sm 或 ^{89}Sr。

第二节 骨 肉 瘤

骨肉瘤较常见,从间胚叶细胞发展而来。典型的骨肉瘤来源于骨内,另一种类型来源于骨外膜和附近的结缔组织,与骨皮质并列。后者较少见,但预后稍好。本病的 3/4 发生于 10～25 岁,最小年龄为 5 岁,男性发病率较女性高 2 倍。肿瘤好发于长管状骨的干骺端,偶见于骨干,最多见于股骨下端和胫骨上端,约占全部病例的一半;其次为股骨和肱骨上端,很少见于腓骨、骨盆和椎体,肢体远端发病者(如手、足)极为罕见。骨肉瘤是最常见原发性骨恶性肿瘤,多危及青少年,病死率极高。80% 的患者在确诊时已有微小转移灶。

一、病因

近年来骨肉瘤的分子遗传学研究有了显著的进展。除了对以往的抑癌基因 p53、Rb 进行了更深入的研究外,对其他基因在骨肉瘤中的作用也进行了广泛的研究:包括 p16 抑癌基因的点突变,c-myc、MDM2、SAS、GLI 等癌基因扩增以及 ras、C-sis、craf-1、c-fos 等癌基因的改变,这些基因的遗传学改变,在骨肉瘤的发生、发展的不同阶段起着不同的作用。

(一)癌基因

1.SAS 基因

SAS 基因最初从恶性纤维组织细胞瘤中分离出来,最近已得到克隆。定位于染色体 12q13-14,其编码的蛋白质为跨膜超家族中的一员,可能具有细胞信号转导作用,但具体机制尚不清楚。SAS 癌基因在人的一些软组织肉瘤中明显扩增,且与肿瘤的生长及转移有关。Tarkkanen 等用互补基因组杂交法检测 11 例人骨肉瘤,发现 8 例有 SAS 区域的扩增。SAS 基因所在区域尚有两个基因,即 MDM2 基因和 GLI 基因,此两个基因在人骨肉瘤中均有扩增。值得一提的是,SAS 扩增主要发生在腹膜及腹膜后肿瘤。对此有不同的解释,一种解释是腹膜后等深部的肿瘤,在确诊前已存在很长时间,更易发生基因异常;另一解释是不同的部位,对不同的基因异常敏感,但是,SAS 基因在骨肉瘤中的扩增说明,SAS 基因的扩增不仅见于腹膜及腹膜后肿瘤,其扩增也许与肿瘤的高度恶性有关。在进一步的骨肉瘤研究中,SAS 基因的改变,对帮助探明骨肉瘤的病因和发病机制有重要意义。

2.MDM2 基因

MDM2 基因最初是从一种小鼠成纤维细胞中发现的。Oliner 等用小鼠 MDM2cDNA 为探针,从人的基因库中筛选到了一个同源基因,即人的 MDM2 基因,位于染色体 12q13-14,人 MDM2 基因编码产物为分子量为 95 000 的 p53 结合蛋白、扩增的 MDM2 基因能摆脱 p53 基因的生长调控作用,且与 p53 蛋白结合使 p53 功能失活,MDM2 基因在多种组织类型肉瘤中均有扩增现象,并且均为 p53 基因很少发生突变的肿瘤。MDM2 基因在骨肉瘤组织中的扩增常与 p53 基因失活同时存在或见于转移和复发肿瘤中。在骨肉瘤中检测到 MDM2 基因扩增,有可能成为估计其预后的指标。

3.c-myc、ras、fos 基因

c-myc 原癌基因表达活性与细胞的生长与分裂密切相关,在许多肿瘤中发现有 c-myc 基因扩增,并且其表达水平与疾病预后有关。Ozaki 等发现,人骨肉瘤细胞系中的 c-myc 基因扩增同时伴有 Rb 基因位点结构改变,且患者表现出临床上恶性进展迅速和转移倾向,说明 Rb 基因的结构改变和 c-myc 基因的扩增,在骨肉瘤病理形成和临床过程中起着重要作用。ras 基因突变或异常表达时可引起肿瘤发生,但与骨肉瘤的关系尚不十分确定。有学者发现,骨肉瘤中不存在 ras 基因的突变激活,对 49 例骨肉瘤标本进行了检测,结果未发现 ras 基因的点突变。los 基因是从两种小鼠的反转录病毒 FBJ 和 FBR 中得到的,两者都能诱发骨肉瘤。Wu 等用免疫组化方法检测了 35 例骨肉瘤 c-fos 蛋白质的表达情况,发现 c-fos 蛋白表达增加与大部分骨肉瘤的浸润性生长有关。还有学者证实,c-fos 在人骨肉瘤细胞系中有促使产生各种遗传学变化的作用,第一节骨肉瘤包括同源重组。研究发现,jun 基因的共表达可以增加 fos 诱导的体内肿瘤形成,并且骨肉瘤的发生需要一定的 fos 水平。除上述癌基因在骨肉瘤中有改变外,其他癌基因,Usis、cabl、cmos、craf1、met、mac25、bmyb 等,在骨肉瘤中也有改变及表达。

(二)抑癌基因

1.p16 基因

p16 基因的缺失在 50％的瘤细胞中存在,其中骨肉瘤细胞系中缺失率达 60％。观察 52 例骨肉瘤中 p16 基因的改变,发现 8 例存在 p16 基因的缺失。由于 p16 基因的翻译产物 p16 蛋白与 p53 蛋白不同,是直接作用于细胞周期的抑癌因子,将细胞周期控制和癌基因两个曾经独立的研究领域连接在一起,因此有可能成为癌症基因治疗的新的目的基因。另外,p16、Rb 和细胞周期依赖性激酶在细胞周期调控中也互相作用。进一步研究 p16 基因在骨肉瘤中作用,对帮助探明骨肉瘤的病因和发病机制有着重要的意义。

2.p53 和 Rb 基因

人骨肉瘤中有关于 p53 基因改变,包括 p53 基因丢失、重排、点突变等。近年来,有关 p53 基因在骨肉瘤中的研究热点放在 p53 和 MDM2 的联合作用上,研究发现,MDM2 通过与 p53 基因结合来阻止 p53 的功能;当 MDM2 过量时,导致细胞产生肿瘤或转化,所有的 p53 活性均失活。Chen 等也发现,MDM2 抑制 p53 抑癌基因的 G_1 期生长停滞和引起细胞凋亡的功能。Rb 基因是研究得较多和公认的抑癌基因之一,其改变在肿瘤的发生、发展中起着重要的作用。Rb 基因的杂合性缺失提示骨肉瘤患者的预后不良。

(三)转移相关基因与转移抑制基因

nm23 基因是一种与恶性肿瘤转移相关的基因,在低转移细胞株中的表达强度为高转移细胞株的 10 倍。人基因组中存在着两种不同的 nm23 基因,分别用 nm23-1 和 nm23-2 代表,均编码分子量约 17 000 的蛋白质,约 90％的氨基酸序列相同,且 nm23-1 和 nm23-2 基因分别与人二磷酸核苷激酶的 A 链和 B 链有高度同源性。由于 nm23 基因在低转移性肿瘤细胞中的高水平表达,故认为 nm23

是一种肿瘤转移抑制基因。关于 $nm23$ 基因在骨肉瘤中的研究报道很少。Honoki 等用 Northernblot 检测发现,在具有较高肺转移能力的种植性小鼠骨肉瘤的原发灶和肺转移灶中,有高水平的 $nm23$ 基因产物表达。值得指出的是, $nm23$ 在某些类型的肿瘤中起着转移抑制作用,而在另一些类型的肿瘤中则与肿瘤进展有关。 $nm23$ 与肿瘤发生、发展及转移的关系尚需进一步研究。

(四)凋亡基因

$bcl-2$ 基因是在人类滤泡型 T 淋巴瘤细胞染色体易位断点处发现的一种癌基因,具有阻断程序化死亡的作用。bcl-2 蛋白的异常表达不仅存在于恶性的固态肿瘤中,而且与肿瘤的发展和预后密切相关。Ultvai 等发现 $bcl-2$ 是由一个分子量为 21 000 的 bcl-2 相关蛋白 BAX 来调节。BAX/bcl-2 的比值,对于决定细胞接受刺激后存活与否有关键性作用: $bcl-2$ 过量表达,细胞存活;BAX 过量表达,细胞死亡。bcl-2 蛋白可以抑制 p53 介导的人肿瘤细胞系 Sao-2 的凋亡。 $bcl-2$ 在调控细胞凋亡中的作用已越来越为研究者们所重视。

有学者提出修复基因的突变是继癌基因和抑癌基因之后,发现的又一类肿瘤相关基因突变。修复基因在人类细胞中 DNA 错配的识别、切除和修复中起着核心作用。它的提出,有可能从整个基因和抑癌基因的结构和功能改变其相互关系。许多研究者认为,诱导肿瘤细胞产生细胞凋亡较抑制肿瘤细胞增生更为可取,为此设计了一系列的方法。在 p53 基因缺失或突变的肿瘤细胞系中,导入野生型 p53 基因;用反义核苷酸阻断突变型 p53、 $bcl-2$ 的 mRNA 的翻译,下调其活性和表达水平等。

二、肿瘤生长、浸润和转移

骨肉瘤好发于长骨的干骺端,恶性程度高,发展快,可在骨髓腔内广泛蔓延或穿破骨皮质,侵犯周围软组织。20 世纪 80 年代以前,多数学者认为发生于长骨干骺端的骨肉瘤极少侵袭骺板,并且认为骺板软骨能够分泌某种物质抵抗骨肉瘤的侵袭,以此为依据有些学者进行了软骨抗肿瘤的研究。然而自 20 世纪 80 年代初期以来,国内外许多学者在临床实践中发现骺板并不能阻止骨肉瘤对骨骺及关节的侵犯,骺板在骨肉瘤对骨骺及关节的侵袭过程中所起的阻碍作用是有限的,而不是像以往许多学者所认为的"屏障"作用。肿瘤血管是肿瘤生长、浸润和转移的病理学基础,一方面肿瘤通过肿瘤血管从宿主获得大量的氧气和营养物质,促使肿瘤细胞快速增生,加快了肿瘤的生长;另一方面,通过肿瘤血管源源不断地向宿主传递肿瘤细胞,使肿瘤向周围组织和器官浸润,并可以在宿的其他部位继续生长和诱导血管生成,造成肿瘤的局部浸润和远处转移。大量研究证明,肿瘤组织能够合成和分泌多种血管生成因子和血管生成相关因子,这些血管生成因子通过各种机制降解血管基膜和周围细胞外基质,促进内皮细胞分裂、游走和增生,诱导宿主生成新的毛细血管并长入肿瘤组织。其中,作用较强的包括血管内皮生长因子、血小板衍生生长因子和肿瘤坏死因子。

血管内皮生长因子(VEGF)的作用机制是:①增加微血管通透性,促进血浆纤维蛋白外渗,渗出的纤维蛋白沉积于血管外基质内,为血管生成过程中的多种细胞提供了纤维网络。②通过与内皮细胞上两个特殊的受体 flt 和 flk/KDR 作用,直接刺激内皮性细胞增生,并产生纤溶酶原激活剂和胶原酶等。这不仅促进内皮细胞的移动,有利于血管的生成,还有利于肿瘤性细胞的脱落以及脱落后进入血管或邻近结缔组织,为肿瘤的浸润转移创造了条件。血小板衍生生长因子(PDGF)是内皮细胞特异的有丝分裂素,能刺激内皮细胞增生,使肿瘤血管密度明显增加,肿瘤坏死因子(TNF)能够通过促进内皮细胞分化、管状结构和基质的产生来刺激血管生成,也可经过其他间接途径刺激其他细胞产生血管生成因子,促进血管的生成。原发肿瘤和转移性肿瘤持续生长的先决条件是新血管的生成,因而抑制肿瘤血管的生成、切断肿瘤的营养供应及转移途径,从而抑制肿瘤的生长、浸润及转移,是一条很有希望的肿瘤治疗的新途径。软骨是无血管生长的特殊组织,其细胞器丰富,分泌旺盛,能产生大量的基质成分。20 世纪 70 年代开始的研究中,已经发现在多种动物软骨中有抑制肿瘤生长的活性因子存在;1976 年,Langer 等首次从软骨中分离得到血管生成抑制因子(AGIF),并且发现 AGIF 具有很高的血管生成抑制活性,能够抑制肿瘤的生长。Takigawa 等利用人软骨肉瘤细胞的一个分化类型,建立了一个永久性克隆软骨细胞系 HCS-2/8,并且证明它能产生一种抑制血管形成的抗肿瘤因子,Moses 等通过山鸡胚胎绒毛膜和兔角膜测定证实,软骨具有强效抑制血管形成物质,命名为软骨源性抑制因子;随后的许多实验证明,CDI 有强烈的抑制毛细血管内皮细胞增生和移行的活性。高晓唯观察了活体状态下 CDI 对角膜新生血管的抑制作用,结果发现纯化的 CDI 在一定条件下能特异性地抑制机体组织中的角膜新生血管生长,抑制效果呈剂量依赖性。2002 年,李颖嘉发现 VEGF 抗体能够显著抑制骨肉瘤 OS732 血管形成,抑制内皮细胞增生,促进内皮细胞凋亡,并通过抑制肿瘤血管的形成而促进肿瘤细胞凋亡,最终达到抑制肿瘤细胞生长的作用。

20 世纪 90 年代初期,骺板被认为可以阻止骨肉瘤组织的侵袭,并成为影像学鉴别诊断的依据。Brem 和 Folkman 曾将软骨和骨肉瘤组织移植至兔角膜和鸡胚胎中,观察肿瘤血管的生长情况,发现软骨对血管的生长有明显抑制作用,证明软骨能够产生一种肿瘤血管生长抑制因子,尽管最终部分软骨被肿瘤组织所包绕,但却不能侵入软骨。Dontenwill 应用化学致癌药物在小鼠的耳郭处诱导成肉瘤,发现肉瘤组织能包绕软骨,但却不能穿越软骨。在人透明软骨抗骨肉瘤 OS732 细胞系侵袭的研究中发现,正常透明软骨具有抵抗骨肉瘤细胞系侵袭的作用;尽管实验证明了软骨能阻止肿瘤组织的侵袭,但 20 世纪 80 年代以来的临床观察结果却与其完全相反。Enneking 对 28 例骺板未完全闭合的骨肉瘤进行了观察,发现其中17 例肿瘤组织穿越骺板侵犯骨骺,仅有 7 例骨骺处未见肿瘤组织;4 例骺板部分未闭的患者,骨骺处均可见肿瘤组织,Smon 对 26 例骺板未闭合的骨肉瘤进行了观察分析,发现其中 19 例骺板受侵,并有 1 例关节软骨亦受侵,4 例在显微镜下可以发现肿瘤组织已侵袭骺板,仅 3 例骺板未被侵袭。Norton 对 15 例骺板未闭合的骨肉瘤患者进行了观察,其中有 12 例骨骺处可见肿瘤组织浸润。Panuel 对 17 例骨肉瘤患者的离体标本进行病理学检查,发现其中 12 例可见骺板软骨和骨骺被肿瘤组织侵袭。San Julian 对 47 例骺板未闭合的骨肉瘤患者标本进行病理学观察,发现其中 53% 的病例的骺板被肿瘤组织侵袭。Holler 对40 例骺板未闭合的患者的术后标本进行研究,发现其中 20 例肿瘤侵及骺板。Jesus Gacia 对 28 例骺板未闭合的骨肉瘤患者进行病理学观察,发现其中 21 例可见肿瘤组织已破坏部分或大部分骺板,侵入骨骺。

三、病理和临床表现

肿瘤源于长管状骨干骺端部的骨髓腔,随后可穿透骨皮质并揭起骨外膜,造成骨膜穿孔,在肌肉内也能发现软组织肿物。一般情况下,肿瘤中央部的骨化较四周为重,骨化部分为黄色砂粒状。细胞较多的区域韧性较大,呈白色。肿瘤的纵剖面血管丰富,易出血。骨的干骺端和瘤体之间分界不清。骺板常不受侵犯,到晚期骺板破坏也较骨皮质轻。关节面的玻璃软骨也能防止肿瘤侵入关节内。偶尔在同一骨的不同高度出现两处原发肿瘤,即所谓的跳跃型病变,在选择截肢平面时应予注意。

病理诊断的难易程度差别很大,如标本内含大量肉瘤样基质,则肿瘤骨和骨样组织不难明确区分;但有些切片内看不到肿瘤骨样组织,只有胶原条索,包以肿瘤细胞;肿瘤生长不太旺盛的区域只有细胞的间质。有的肿瘤主要是新生的软骨和不典型的菱形细胞。

骨肉瘤的病理可分为四型:第一型主要是骨样组织;第二型骨样组织和骨组

织并存;第三型没有骨样组织和骨组织,只有胶原纤维;第四型很少见,其主要成分为软骨细胞和形态不一、分化不良的肿瘤细胞。病理所见和临床联系考虑是有价值的,单凭病理所见不能估计肿瘤生长的速度、转移途径和患者的生存时间。细胞核分裂情况是衡量肿瘤生长快慢的标志,但对估计预后的作用不大。

疼痛是一个重要症状,疾病开始时为间歇性,后来发展为持续性,夜间明显。恶性骨肿瘤生长迅速,病史短,增大的肿瘤可伴有皮温增高和静脉曲张。位于长骨骨端、干骺端者可有关节肿胀和活动受限,位于盆腔的肿瘤可引起机械梗阻,有便秘与排尿困难。

四、分期

骨肿瘤的 TNM 分期(UICC)如下。

(一)T——原发肿瘤

T_x:原发肿瘤不能确定。

T_0:未发现原发肿瘤。

T_1:肿瘤限于骨皮质。

T_2:肿瘤超过骨皮质。

(二)N——区域淋巴结转移

N_x:区域淋巴结转移不能确定。

N_0:无区域淋巴结转移。

N_1:有区域淋巴结转移。

(三)M——远处转移

M_x:不能估计有无远处转移。

M_0:无远处转移。

M_1:有远处转移。

(四)病理学分级(G)

G_x:不能估计病理学分级。

G_1:高分化。

G_2:中度分化。

G_3:低分化。

G_4:未分化。

（五）临床分期

Ⅰa 期：$G_{1、2} T_1 N_0 M_0$。

Ⅰb 期：$G_{1、2} T_2 N_0 M_0$。

Ⅱa 期：$G_{3、4} T_1 N_0 M_0$。

Ⅱb 期：$G_{3、4} T_2 N_0 M_0$。

Ⅲ期：未定。

Ⅳa 期：任何 G，任何 T，$N_1 M_0$。

Ⅳb 期：任何 G，任何 T，任何 $N_1 M_1$。

五、诊断

骨肉瘤的诊断依靠影像学和病理学检查。骨肉瘤侵袭骺板的诊断主要依靠病理组织学检查，最好用大切片，包括肿瘤组织、骺板和骨骺。有学者从研究病理大切片中发现，肿瘤细胞侵入骺板软骨是以溶解方式在软骨组织中浸润、扩散，呈筛孔样穿过骺板软骨侵入骨骺，但并没有发现破骨细胞存在；由于肿瘤组织侵犯到骺板软骨下，破坏了干骺端的正常血运而引起骺板肥大细胞钙化不足；影像学检查作为术前检查，能够清楚显示肿瘤组织对骺板的侵袭程度，可为肿瘤切除术提供充分依据。骨肉瘤侵袭骺板的影像学检查方法包括普通 X 线、CT、MRI 和 DSA 检查，Enneking 对 28 例骺板未完全闭合的骨肉瘤进行的影像学检查，发现普通 X 线片的诊断准确率为 76%（16/21）；Norton 发现普通 X 线片的诊断准确率为 75%（9/12）。CT 扫描因扫描断面与骺板平行而难以做出诊断，MRI 的诊断准确率为 100%（12/12）。Panuel 经过研究发现，普通 X 线片的诊断准确率为 30.8%（4/13），MRI 的诊断准确率为 100%（13/13）。San Julian 对 47 例骺板未闭合的骨肉瘤患者行 MRI 检查，发现 MRI 的诊断准确率为 53%。Jesus Garcia 对 28 例骺板未闭合的骨肉瘤患者的影像学资料进行分析，发现普通 X 线片的诊断准确率为 39.3%（11/28）。骨肉瘤侵袭骺板的影像学表现主要为骺板连续性的中断，以 MRI 表现最为明显。普通 X 线片上可以见到骺板被侵蚀，呈虫蚀状或筛孔状；当肿瘤组织穿越骺板侵入骨骺时，骨骺局部可有破坏征象，CT 扫描可以发现受侵袭的骺板变薄或骺板组织中有不规则状、虫蚀状或筛孔状异常密度影。在不同断面的 MRI 图像上，可以看到骺板受侵的不同形式：横断面图像上可以发现骺板组织的不规则状、虫蚀状或筛孔状的异常信号浸润；矢状位和冠状位图像上可以发现骺板连续性的中断征象，表现为异常信号侵入骺板组织或穿通骺板第一节骨肉瘤组织而侵入骨骺。DSA 检查能清楚显示肿瘤的血供和肿瘤血管的分布在动脉期,可以发现异常的肿瘤新生血管侵入骺板或穿通骺板组织而侵入骨骺;在毛细血管期或肿瘤实质期,可见肿瘤血管侵入骺板或穿越骺板侵入骨骺;在肿瘤实质期或静脉期,可见干骺端病变区、骺板和域骨骺处有异常的血管网及瘤染。

六、治疗

过去治疗方法唯有截肢,缺乏有效的化学治疗的药品。目前,只要及早诊断、术前仔细分型、细心手术加上术前和术后的化疗,则预后大为改观。近年来,随着新辅助化疗、保肢手术、肺转移瘤清扫术的开展,骨肉瘤治愈率明显提高,已达80%,但仍是一种死亡率及致残率极高的肿瘤。介入治疗、物理治疗取得了新进展,生物调节治疗、免疫及基因治疗为骨肉瘤治疗提供了新的希望途径。

(一)化疗

自从 Wang 等发现多柔比星(ADM)、大剂量甲氨蝶呤(MTX)及四氢叶酸(CFR)对骨肉瘤原发灶及肺转移灶治疗有效以来,已相继发现若干个单独或者联合应用 ADM/HDMTX 治疗局部骨肉瘤方案。研究证明,顺铂(CDDP)对骨肉瘤化疗有较好效果,其他不良反应较小药物如依托泊苷(VP-16)、异环磷酰胺(IFO)、长春新碱(VCR)及 BCD。博来霉素、环磷酰胺、放线菌素 D 也可应用于联合化疗。目前国际上常用的化疗方案有:Rosen 的下 7、T10、T12、T19、T20 系列方案,德奥联合小组 COSS 系列方案,意大利 Rizzoli 研究所及 Jaffe 等系列方案。给药途径有静脉给药(以 T 方案为代表),动脉给药(Jaffe 方案为代表),双途径给药(COSS 方案为代表)以及面部动脉给药(灌注)、高温隔离灌注(HILP)、术后面部缓释疗法。目前认为,动静脉结合化疗可能是控制局部及全身转移肿瘤的理想治疗途径。Rosen 提出新辅助化疗概念,强调术前化疗 6~10 周再行肿瘤切除术,根据肿瘤坏死程度,制订术后化疗方案:如果肿瘤坏死率在 90% 以上,则继续原方案化疗;如果肿瘤坏死率在 90% 以下,则更换化疗方案,增加新药或提高药物剂量。目前这已成为骨肉瘤治疗的标准模式。Rosen长期随诊发现肿瘤坏死率在 90% 以上时,5 年生存率达 91%;肿瘤坏死率小于90%时,5 年生存率只有 38%。肿瘤坏死率是判断化疗疗效及预后最可靠指标。

近年来形成骨肉瘤化疗新概念:①多药联合化疗以控制处于细胞周期中各期的瘤细胞,消灭局部或远隔微小瘤灶,并减少耐药细胞的出现;②使患者可耐受最大剂量强度的化疗,以保证疗效;③新辅助化疗;④缓解化疗药物毒副作用;⑤耐药肿瘤的处理。骨肉瘤化疗药物剂量强度是疗程中单位时间内输入足够的药物剂量,对化疗效果至关重要。它主要包括三方面内容:标准的药物剂量,恰当的给药途经,准确的化疗间隔。Delepine 等总结多家研究成果显示,MTX 剂量强度是预后的主要因素,MTX 的峰值浓度与肿瘤坏死率有关,影响剂量强度的主要因素是大剂量药物致骨髓抑制,目前研究热点就是以集落刺激因子(GM-GSF)、造血干细胞移植、自体骨髓移植来支持大剂量药物化疗。骨肉瘤的多重耐药性(MDR)是化疗失败的主要原因。近来研究表明,多重耐药性与细胞质膜上的糖蛋白(P-gp 和 MRP)有关,P-gp 表达伴随有 mdrl 基因扩增。P-gp 表达与骨肉瘤化疗反应率有关,P-gp 高表达时对化疗反应不佳。最近研究发现,P-gp 与 p53 基因共同表达的骨肉瘤预后差。克服 MDR 方法有用 Ribozyne 切割 *mdrl* 基因的 mRNA,降低 P-gp 的表达;用反义寡脱氧核苷酸或反义寡核苷酸抑制 MDR 基因的复制、转录及翻译;采用一种或几种 MDR 逆转剂,如钙通道阻滞剂维拉帕米、环孢素 A 与化疗药物合用,在儿童骨肉瘤治疗中取得一定疗效。

(二)手术治疗

外科手术仍是骨肉瘤原发灶治疗的主要手段,保肢手术已成主流,主要适应证是 Enneking 分期Ⅱa 期和部分化疗有效的Ⅱb 期患者,新辅助化疗的有效实施是保肢术的关键环节。Campanacci(1996)指出,现阶段肢体骨肉瘤 85% 可保肢,10% 需截肢,5% 可行旋转成形手术(股骨及胫骨近端病变)。骨肉瘤切除术包括肿瘤切除,骨关节重建,软组织覆盖。切除范围为扩大的局部切除,包括原发肿瘤、反应区及各个平面上部分周围正常组织。

骨关节修复重建方法:①人工假体置换。②同种异体或自体骨关节移植,异体主要用超低温骨库冻存的同种异体骨,快速复温后移植重建。③瘤骨灭活与再利用,在体外用乙醇、放疗、冷冻、煮沸等对瘤骨进行灭活后再植入。④旋转成形术,主要用于股骨及胫骨近端病变。

对于儿童,常规保留肢体会带来肢体不等长问题,目前的解决方法有可调式人工假体、骨延长术、旋转成形术。目前,骨关节重建已结合了骨关节外科、显微外科、胸腹外科、血管神经外科的方法和技术。

骨肉瘤肺转移率高,并有肺表面转移和双肺转移两个特点。肺转移瘤清扫同新辅助化疗、保肢手术成为骨肉瘤的 3 项系列治疗,主要适应证为:①原发灶已切除。②肺转移灶只限于一侧。③从初次治疗到肺转移时间超过半年。④转移灶少于 4 个。⑤肺转移灶大小一致。手术前后采用 HDMTX、ADM、DDP、IFO 联合化疗,可提高骨肉瘤肺转移患者 5 年生存率。

（三）放疗

骨肉瘤对放疗不敏感，放疗一直作为手术前后辅助手段存在，近年来放疗有如下进展：①能量在4～25MeV间的高能射线的应用，因其穿透力强，并且诱发骨肿瘤的发生率远低于以前低能射线的（0.03%）。②快中子治疗，具有杀伤作用高，对细胞含氧量依赖性低、对细胞周期中不同时期细胞的放射敏感性差别小的特点，与X线相比，局部控制率可由20%提高到55%，国内已开始应用。③近距离照射，如将放射源直接插在肿瘤组织内进行治疗，临床结果提示对肢体软组织肉瘤治疗取得较好效果。④放射增敏剂近年来也是一热点，动物实验亦证明聚乙二醇结合牛血红蛋白（PEG-HB）可增加对放疗的敏感性。Franzius发现^{153}Sm-EDTMP内照射配合化疗，外周血干细胞移植，对不能切除的骨肉瘤治疗有效。

（四）物理疗法

物理疗法主要有微波加热原位灭活及高能超声聚焦灭活两种，集肿瘤灭活与肢体功能重建于一体。微波加热原位灭活机制：肿瘤细胞以无氧代谢为主，周围环境pH低，因而对热敏感性较正常细胞高；利用微波热效应使其DNA、RNA和蛋白质合成被抑制，改变细胞膜的通透性及生物膜各种功能，导致细胞破坏、死亡。另外，微波亦能激活机体抗肿瘤免疫效应，可能与T细胞及NK细胞介导的免疫反应有关。微波加热原位灭活主要适用于肿瘤能充分显露的软组织肉瘤及非负重区骨肉瘤，具有保持骨原有形状及连续性、无免疫排斥反应及传播疾病的危险、操作简单等优点。研究显示，每野加热至50℃，15分钟可彻底杀灭瘤段骨肿瘤细胞，对骨组织生物力学性能无明显影响、高能聚焦超声（HIFU）也称超声聚焦刀，是近年来发展起来的非侵入性局部高温治疗骨肿瘤新技术，既能聚焦定位又能瞬间产生高温和空化效应；同时，可进行实时疗效监控，治疗后除能显示形态结构的改变外，还能评价血供状况，且简便易行。与微波治疗相比，HIFU可使深部癌组织聚焦而产生凝固性坏死，又减少对周围组织的影响。动物实验和临床应用HIFU治疗多种实体瘤，已取得初步成功。

（五）介入治疗

介入治疗主要有选择性动脉栓塞治疗及动脉灌注化疗，肿瘤内血管生成和形成微血管网是肿瘤生存、生长的先决条件，选择性栓塞肿瘤供血管使肿瘤细胞发生坏死，不能建立有效的侧支循环。它主要作为骨肿瘤术前辅助疗法，不能手术或其他治疗无效的骨肉瘤姑息治疗，如脊柱、骨盆等特殊部位的良、恶性骨肿瘤。动脉内灌注化疗一般采用 Seldinger 技术插管至骨肿瘤靶动脉处,以等量或小于静脉量的化疗药物行动脉内灌注化疗。化疗药包括 DDP、MTX 和 ADM,以 DDP 效果最好,可不保留导管,也可保留导管,借助微量泵行长时期或多次灌注化疗。它可提高局部化疗药物浓度,降低化疗药物的全身毒性,减少手术时出血及肿瘤边缘因手术而发生种植转移危险,从而提高手术切除率及保肢率。适用于血供丰富的原发骨肉瘤和软组织肉瘤及单发性骨转移瘤。

(六)生物调节治疗

近年来,对微脂粒包裹的戊基三肽磷脂酰乙胺醇(I-MTP-PE)治疗骨肉瘤肺转移的研究引起了人们的重视。MTP-PE 包裹多层微脂粒形成 I-MTP-PE,经静脉注射后,能选择性作用于肺部巨噬细胞及单核细胞,使其激活,原因可能与一系列细胞因子,如 IL-1α、IL-1β、IL-6、IL-8、TNF(肿瘤坏死因子)、单核细胞趋化活化因子(MCAFC)有关,既可增加此类活性细胞对肿瘤细胞的黏附作用,又可减少其漏入血液循环减轻其不良反应。Ⅱ期临床试验用 I-MTP-PE 对骨肉瘤肺转移患者进行实验治疗,肿瘤复发时间明显延长,与化疗药合用无干扰作用,近年研究表明,骨肉瘤增生活性与系列生长因子有关,如胰岛素样生长因子(IGF)、转化因子。IGFI 对骨肉瘤细胞具有有丝分裂原活性,在骨肉瘤细胞表面有 IGF-IR 表达,用针对 IGF-IR 的单克隆抗体或反义寡核苷酸能封闭这些受体,从而抑制细胞株体外生长,有可能成为骨肉瘤治疗的新途径。

(七)免疫治疗

骨肉瘤免疫治疗成为手术、放疗、化疗以外的第 4 种治疗模式,主要有非特异性免疫治疗、特异性免疫治疗、过继免疫治疗、免疫导向疗法。非特异性免疫治疗有干扰素(IFN)、IL-2、TNF 等。Southam 用灭活的自体瘤苗对骨肉瘤患者进行特异性免疫治疗,发现肿瘤转移比对照组晚。免疫活性细胞的过继免疫治疗引人注目,肿瘤浸润淋巴细胞(TIL)的抗肿瘤活性较淋巴因子激活的杀伤细胞(LAK)强 50～100 倍。有研究表明,骨肉瘤特异诱导细胞毒 T 淋巴细胞(OSS-CTL)比 TIL 有更强的抗肿瘤活性,是一种新的高效免疫效应细胞。骨肉瘤单克隆抗体携带抗肿瘤药细胞因子、放射性核素的免疫导向疗法,在体外研究、动物实验及临床研究中均取得一定成果。近年来研究表明,实体瘤生长、转移都依赖于肿瘤血管生长,抑制肿瘤血管生长可抑制肿瘤。血管生成贯穿肿瘤生长、转移过程的始终。肿瘤血管生长与肿瘤血管生成因子有关,以血管内皮生成因子(VEGF)最重要。因此,可制备 VEGF 及其受体胎肝激酶(KDR)的抑制

剂,或阻断 VEGF 对受体的作用,或降低 KDR 对 VEGF 的敏感性;通过敲除
VEGF 基因,借助细胞转染,可使肿瘤细胞不分泌 VEGF;将 VEGF 单抗与载体
药物交联,进行肿瘤血管内皮细胞导向治疗,抑制肿瘤血管生长,抑制肿瘤抗血
管生成技术正逐渐被用于骨肉瘤免疫治疗。

(八)基因治疗

随着基因治疗研究日新月异,骨肉瘤基因治疗迅速发展。人们已在实验中
成功导入抑癌基因,如 p53 和 *Rb* 基因使肿瘤细胞发生逆转。基因治疗另一手段
是应用自杀基因,目前最常用带 1 型单纯疱疹病毒胸腺嘧啶激酶(HSVI-TK)的
基因,以重组腺病毒(Ad)、反转录病毒载体或非病毒载体介导,直接注入肿瘤组织
或全身运用,继而用其底物丙氧鸟苷(GCV)对肿瘤细胞进行杀伤;HSVI-TK/GCV
基因治疗系统能选择性杀死 HSVI-TK 阳性细胞,尤其是快速增生细胞,并出现
旁观者效应(静止正常骨组织不良反应小),避免了全身化疗药物毒副作用,适用
于对化疗不敏感或不能化疗的骨肉瘤患者。旁观者效应也加强了该系统杀伤肿
瘤细胞效果,可有效治疗局部骨肉瘤或骨肉瘤转移灶。总之,骨肉瘤的治疗研究
已取得较显著成果。通过积极合理化疗,80%左右的骨肉瘤患者肢体能保留,治
愈率亦达 80%,但仍有 40%左右的患者在就诊或积极治疗过程中出现复发或转
移,最终导致治疗失败。新药的开发、剂量强化、多药耐药性的克服、放疗增敏剂
及生物调节、免疫、基因治疗为骨肉瘤提供了新的希望途径。

七、预后

肿瘤的部位距躯干越近,病死率越高。至于肿瘤的类型和血管丰富的程度
与预后的关系则很难判断。患者对所患肿瘤的免疫反应也值得注意。有文献报
道,因晚期肿瘤行截肢手术的患者,有的可长期存活,经放疗后局部不复发,肺部
转移也奇迹般地消散。这可能与免疫反应有关,提示治疗后骨巨细胞瘤亡的肿
瘤细胞起到了免疫作用。影响预后的因素关键在于就诊时间,手术前后的化疗
和放疗。此外,还有瘤细胞的组织类型、肿瘤大小、手术前后血清碱性磷酸酶增
加的变化,以及是否累及局部淋巴结等。

第三节 尤 文 肉 瘤

尤文肉瘤因由 Ewing 首先报告而得名。最初发现本病发生于长骨骨干,X线照片未见骨的增生,仅显示骨结构破坏,当时认为该病源于原始内皮细胞,且恶性度高,预后不良。多年来经众多学者的不断观察研究,对本病的组织学来源、临床及病理学、生物学特点,以及治疗反应及预后均有更深入的了解和提高。

一、流行病学

本病虽可发生于各年龄组,但好发于 5～20 岁青少年,而 5 岁以下及 30 岁以上少见。仅占儿童肿瘤的 1% 左右,而约占儿童骨肿瘤的 20%。男性患者多于女性患者(2:1),白种人发生率高于其他人种,我国本病发生率较低。

二、病因

本病病因未明。虽少数可伴泌尿生殖系统或骨的先天畸形,但未发现存在遗传现象,至20 世纪 80 年代后期,Cavazzana 等在实验研究中发现了 Ewin′s 肉瘤细胞有特征性 11 和 22 号染色体移位 T(11;12),随后又发现可有 T(21;22)(Q21;Q12)这种移位与早先在神经外皮瘤瘤细胞中所见相同,根据这种特征性分子生物学表现,现普遍认为这两种肿瘤同样来源于神经外皮细胞,故现有主张把尤文肉瘤、神经外皮瘤和 Askins 瘤三者统称为尤文肿瘤(ET)。

三、临床表现

尤文肿瘤发生部位广泛,主要发生于长骨干骺端和扁骨,亦偶见发生于软组织。常见发生部位依次为骨盆、骶骨、腓骨、胫骨,而其他如肱骨、胸骨、锁骨、肋骨较少见。患者早期因病灶较小而无症状。最常见症状为局部胀痛,但全身症状较少,随病情进展,疼痛加重并出现局部肿块、肿胀以致活动受限制,发生转移之后则可出现渐进性发热,进行性贫血、疲倦和消瘦,实验室检查可有白细胞增多,核左移,血沉加快。结合全身症状而可致误诊为骨髓炎,个别患者因存在瘤内出血、坏死致局部及全身症状更明显。

但不同病例病情进展差别可较大,从出现症状至就诊可相距几天至几年不等。就诊时已有转移可见 5%～50% 的患者。不管初诊或治疗后肿瘤转移均以肺转移最常见,其次,好发转移部位为骨和骨髓。但淋巴结转移则少见及较晚发生,纵隔和腹后转移亦相对少见,病程中中枢神经系统转移在 2% 以下,但椎旁转移则相对多见,并可因肿瘤压迫或侵犯脊髓而出现截瘫。通常新病灶发展较快,有人对肺转移详细观察及测量后计出肿瘤倍增时间为 4～78 天。

四、诊断和鉴别诊断

(一)临床怀疑患本病需做下列诊断性检查

(1)详细和全面体检,明确病灶部位及范围。

(2)患处 X 线照片,根据初步结果再决定行 CT 或 ECT 扫描检查以便更准确了解病灶范围、大小,根据胸部 X 线照片或 CT 扫描、腹部 B 超以排除有否转移灶存在。

(3)实验室检查包括血常规、肝肾功能、血沉、血 LDN 等,须与神经母细胞瘤鉴别时可检查尿 VMA 和 HVA 等,骨髓穿刺涂片亦有诊断及鉴别诊断的肯定价值。

(4)活组织检查:为确诊常须做此项检查,但活检时特别要求取材要准确,避免只取坏死组织,要有充分材料以供病理、免疫组化及分子生物学检查之需。

(二)鉴别诊断

本病必须与急性骨髓炎、骨先天性结构不良性畸形,其他骨恶性肿瘤包括骨原性肉瘤,骨原发性淋巴瘤,小细胞骨肉瘤,中胚层软骨肉瘤和转移性神经母细胞瘤等相鉴别。上述肿瘤多数与尤文肉瘤同属小圆细胞肉瘤。有时鉴别可能不易。一般而言,骨肉瘤在组织学上可有典型成骨病灶,常见发生于长骨骨端。与本病多见于骨骺端和扁骨不同。神经母细胞瘤主要原发于腹腔,可较早出现多发性骨转移,此外还有尿液儿茶酚胺分解产物(VMA、HVA)及癌基因($N\text{-}myc$)检测可供鉴别。骨原性神经外皮瘤临床表现与本病近似常需靠电镜及免疫细胞化学等检查才能鉴别:骨原发淋巴瘤多为非霍奇金淋巴瘤,可以根据组织细胞形态、免疫组织化学检查鉴别,必要时需做基因重排分析。

五、治疗

治疗的目标是既要控制局部病灶,又要尽可能保存患侧肢体的功能,在以外科手术为主要治疗手段的时代,患者长期生存仅 15%～20%。而从应用多学科综合治疗之后,长期生存率已超过 50%,因此综合治疗已成普遍使用的治疗策略。本病目前尚无统一的分期标准,临床一般分局限期和广泛期,并根据病灶的部位大小作为治疗方法及强度的根据。

对局限期,病灶直径<5 cm者,一般采用外科手术清除原发病灶,随后给予辅助化疗和(或)放疗,如病灶较大者,以及非肢体原发、手术难于应用时则先给予联合化疗,肿瘤缓解后再手术和(或)放疗。已有转移的病例,一般确诊后先予化疗,根据疗效再对不同部位病灶分别采取相应治疗措施。那些发生于肢体(尤其是远端者)的肿瘤,如瘤体大,化疗疗效欠佳,或治疗前肿瘤内部已有坏死、出血者,则宜尽早考虑采取截肢手术。

目前常用于治疗本病的药物有 CTX、ADR、Act-D、VP-16、VCR、DDP 和 Carboplatin,还有 IFO 和 DTIC。常用化疗方案有 VAC、VAAC、VAC-IVP。近期有学者报告应用IFO 联合干扰素-α 或 β 治疗动物(小鼠)移植性尤文肉瘤获良好疗效。

本病对放疗敏感,因此早已成为治疗的重要手段,为达到更好的疗效,减少复发率,放疗野及放疗剂量均要充分。

第五章

血液系统肿瘤

第一节　急性白血病

一、病因

急性白血病的病因与病毒感染、化学因素、电离辐射等因素有关。

(一)病毒感染

近 10 年来的研究提示,白血病很可能是病毒引起的。病毒可引起禽类、小鼠、大鼠、豚鼠、猫、狗、牛、猪、猴的白血病。此外,目前认为 C 型 RNA 肿瘤病毒与人类白血病的病因有关。成人 T 细胞白血病(ATL)是由人类 T 淋巴细胞病毒-1(HTLV-1)引起。已经从 ATL 的恶性 T 细胞中分离出 HTLV-1,是一种 C 型反转录 RNA 病毒。ATL 患者的血清中均可检出 HTLV-1。

(二)电离辐射

日本广岛、长崎原子弹爆炸后,白血病发病率明显增高,离爆炸中心越近,发病率越高。此外,大剂量放射线局部治疗类风湿性强直性脊椎炎,治疗组白血病发生率较对照组高 10 倍,而其发病机会与照射剂量密切相关。某些国家报道,放射科医师患白血病较多,研究表明,全身或大面积照射,可导致骨髓抑制和机体免疫力缺陷,染色体发生断裂和重组,染色体双股 DNA 有可逆性断裂。

(三)化学因素

某些化学物质,如苯和氯霉素等通过对骨髓损害,可诱发白血病。急性白血病,与口服氯(合)霉素可能有关,其他尚有氨基比林、磺胺药、保泰松、乐果等。乙双吗啉致白血病作用报道甚多,该药是亚乙胺的衍生物,具有极强的致染色体畸变的作用。

(四)遗传因素

文献报道先天性痴呆样愚型者发生白血病较正常儿童高 15～20 倍,其他伴有染色体异常的先天性疾病,如 Bloom 综合征、Fanconi 综合征、Klinefelter 综合征等患者中白血病的发病率也均较高;少数为先天性白血病,家族性白血病约占白血病的 7%。

二、临床表现

急性白血病患者往往以感染发热为主要症状,绝大多数患者血中的白细胞数显著增高,虽然白细胞数量很多,但它们都是些不成熟的细胞,犹如一些"娃娃兵",根本没有抵抗敌人的能力。故白血病患者很容易被感染,如口腔、咽喉、耳鼻、肛门、皮肤等处受到侵犯可出现一些炎症变化;细菌毒力强的,进入血液还可成为"败血症"危及生命。由于白血病患者骨髓中制造大量不成熟的白细胞,而产生血小板的巨核细胞明显减少了,故白血病患者可出现皮肤黏膜、多组织器官的出血,严重的可发生颅内出血。白血病细胞侵犯到其他组织,可表现为骨痛、骨膜瘤、皮肤结节、齿龈肿胀以及肝、脾、淋巴结肿大等,还可表现为脑膜白血病、睾丸白血病等,白血病患者多伴有贫血,又因出血而导致贫血加重。

(一)白血病细胞浸润影响正常造血生成

1.发热

发热是本病常见症状。低热多为本病发热特点,高热常为感染所致。感染发生的部位通常为口腔、呼吸道、泌尿道、肛周及皮肤。

2.出血

出血可发生在周身任何部位的皮肤与黏膜,严重者可出现内脏大出血,甚至发生致命性颅内出血。

3.贫血

绝大多数患者有不同程度的贫血,表现为面色苍白、头晕乏力、心悸气短等。

(二)白血病细胞浸润骨髓以外器官

1.肝、脾、淋巴结肿大

肝、脾大是本病较常见的体征,约占 50%;淋巴结肿大可高达 90%,以急性淋巴细胞性白血病为多见,其次为急性单核细胞性白血病,再次为急性粒细胞性白血病。

2.骨及关节疼痛

胸骨压痛是本病有诊断意义的体征。疼痛的部位多发生在四肢骨及关节，呈游走性，局部无红、肿、热现象。此外，少数年轻急性粒细胞性白血病患者的扁骨可出现绿色瘤，其特点为质硬并与骨膜相连，肿块呈青色，皮薄处可呈绿色。

3.皮肤及五官表现

皮肤可见斑丘疹、结节、肿块、皮炎等，齿龈肿胀出血，口腔溃疡和咽痛，以急性单核细胞性白血病为显著。眼眶为绿色瘤多发部位，以突眼症为主要表现，重者可出现眼肌瘫痪、失明。

4.其他

中枢神经系统由于浸润及出血等可出现颅内压增高及颅神经损害，外周神经也可受累。心包膜、心肌及心内膜皆可被浸润，但有临床表现者较少见，可表现为心包积液、心律失常及心衰等。支气管及肺亦可受到白血病细胞的浸润。

三、诊断和鉴别诊断

急性白血病的诊断一般并不困难。如白细胞显著升高，周围血液有大量白血病细胞，一般血涂片检查即可明确诊断。但对白细胞不增多性白血病，则必须借助骨髓检查才能明确诊断。在未进行骨髓检查前，某些临床表现易造成误诊，如儿童急性白血病因发热、关节肿痛、心动过速而误诊为风湿热，有全血细胞减少的临床表现易被误诊为再生障碍性贫血，某些急性白血病初起时可呈单系血细胞减少而误诊为粒细胞缺乏症和血小板减少性紫癜。但只要及时做骨体检查，即可明确诊断。急性淋巴细胞白血病需注意与传染性单核细胞增多症、传染性淋巴细胞增多症及儿童神经母细胞瘤伴骨髓浸润相鉴别；药物性粒细胞缺乏症的恢复期，骨髓可有早幼粒细胞显著增多及粒细胞集落刺激因子引起的粒细胞类白血病反应，应注意和急性非淋巴细胞性白血病鉴别；低增生性急性白血病要注意和再生障碍性贫血相鉴别。只要仔细检查骨髓，一般不难鉴别。分型诊断甚为重要，与选择治疗方案和预后估计有密切关系。

四、治疗

随着医学的发展与进步，急性白血病的治疗水平也有了很大提高，人们已经不仅仅满足于患者的完全缓解，而是致力于最终使患者长期无病存活乃至痊愈的研究。目前白血病的治疗方法有化疗、中西医结合治疗、骨髓移植、生物调节剂治疗、基因治疗等。

(一)化疗

国外首例化疗药物治疗白血病获得缓解,开辟了白血病治疗的新纪元;20 世纪 70 年代后,联合化疗、维持、巩固治疗等策略逐渐完善;近年来,随着新的抗白血病药物的应用,白血病的治疗疗效有了长足的进步。最新研究结果表明,儿童 ALL 完全缓解(CR)率已达 85%～95%,5 年无病存活不低于 50%;成人 ALL 的 CR 率接近 75%～85%,5 年无病存活期不低于 40%;成人急性髓性白血病的 CR 率为 65%～85%,60 岁以下长期无病存活可达 40%～50%。随着白血病治疗研究的进展,疗效还在不断提高,为根治白血病带来了希望。为达此目的,必须根据每个患者的不同特点,综合现代化治疗手段,充分认识到白血病的治疗是一个整体,特别要分析、认识每例患者自身的特点,如年龄、性别、白血病类型、血液学特征、细胞遗传学和分子生物学特征、白血病细胞的细胞动力学等。在此基础上,为患者设计最佳的治疗方案,合理利用现代化治疗手段,如化疗、造血干细胞移植、生物及基因治疗、中西医结合治疗等多种手段,互相配合,相互协调,最大可能地避免各种毒副作用,杀灭白血病细胞,使患者达到长期存活乃至治愈。

化疗一般分为诱导缓解治疗(白血病初治为达 CR 所进行的化疗)、巩固治疗(CR 后采用类似诱导治疗方案所进行的化疗)、维持治疗(是指用比诱导化疗强度更弱,而且骨髓抑制较轻的化疗)和强化治疗(是指比诱导治疗方案更强的方案进行的化疗),后者又分早期强化和晚期强化。

化疗的重要原则是早期、足量、联合、个体化治疗。化疗剂量和强度的增加是白血病患者 CR 率和长期存活率提高的主要原因之一。当白血病患者缓解时,骨体形态学分类白血病细胞虽然<5%,但机体内的白血病细胞总数仍可高达 10^6～10^9,如不尽早进行早期强化,白血病细胞会很快增殖、生长,导致复发并产生耐药性,故白血病患者应尽早进行足量有效的缓解后治疗。

20 世纪 80 年代以来,白血病的化疗多采取联合化疗、联合化疗注重细胞周期和序贯用药,一般选择作用于不同细胞周期,并可相互促进、加强杀灭白血病细胞能力,但毒副作用不同或能互相减轻毒副作用的多种药物联合化疗。

白血病化疗的个体化原则是白血病治疗研究的重要发展,其原则强调四个方面:①对不同的白血病类型应选择不同的化疗方案,对 ALL 应选择和 AML 不同的药物、剂量、疗程;②对具有不同预后因素的白血病个体其治疗方案应有所侧重和不同,如对 T-ALL 和 B-ALL 除常规方案治疗外,加用 CTX、MTX 及 Ara-C 可明显改善其 CR 率和生存期;③患者化疗前的健康状况亦是化疗个体化要考虑的问题,对肝肾、心脏功能不全者化疗药物应减量;④严密观察化疗中患者的血象、骨髓象变化,区别不同情况及时增加或减少化疗剂量。

目前多采用联合化疗,药物组合应符合以下各条件:①作用于细胞周期不同阶段的药物;②各药物间有相互协同作用,以最大限度地杀灭白血病细胞;③各药物不良反应不重叠,对重要脏器损伤小。

急性淋巴细胞性白血病患者的诱导缓解治疗常用长春新碱加泼尼松(VP方案),儿童完全缓解率高达 $80\% \sim 90\%$,成人的完全缓解率仅 $30\% \sim 67\%$,而且容易复发。因此,成人急性淋巴细胞性白血病常需在 VP 方案上加门冬酰胺酶(VLP 方案)、柔红霉素(VDP 方案)或四种药物同时应用(VLDP 方案),可使完全缓解率提高到 $72\% \sim 77.8\%$。急性非淋巴细胞性白血病的标准诱导缓解化疗方案是 DA 方案,平均缓解率约 60%。HOAP 方案中不用 VCR 及泼尼松,即成 HA 方案,缓解率可接近 DA 方案,但总缓解率不如急性淋巴细胞性白血病,且诱导过程中一定要通过粒细胞极度缺乏时期后,才有可能进入缓解期。

(二)疗效标准

美国国家癌症研究所工作组(NCI-WG)推荐标准如下。

1.完全缓解(CR)

(1)症状消失。

(2)无淋巴结、肝、脾等脏器肿大。

(3)血象正常,包括:中性粒细胞高于 $1.5 \times 10^9 /L$、淋巴细胞低于 $4 \times 10^9 /L$、血红蛋白高于 110 g/L 、血小板高于 $100 \times 10^9 /L$。

(4)骨髓涂片淋巴细胞低于 10%,骨髓活检无淋巴细胞聚集的结节。如符合上述全部 4 项,且能维持 2 个月,则诊断为 CR。

2.部分缓解(PR)

(1)肿大的淋巴结、肝、脾缩小不少于 50%。

(2)下列几项中至少满足 1 项:中性粒细胞高于 $1.5 \times 10^9 /L$;血红蛋白 >110 g/L、血小板 $>100 \times 10^9 /L$;无输血情况下,中性粒细胞、血红蛋白、血小板较治疗前上升 50%。上述改善也必须持续2个月。如患者骨髓活检中仍有淋巴细胞呈结节聚集,而其他各项条件均符合 CR 标准,称为结节性部分缓解(nPR)。CLL 患者化疗后 CR 者少,故治疗的评价主要看有无达到 PR。

化疗失败主要是化疗期内因感染和出血引起早期死亡或白血病细胞耐药而无效。一般有以下几种情况:①白血病细胞完全耐药,表现为化疗后骨髓增生抑制但白血病细胞不减少;②白血病细胞部分耐药,表现为化疗后白血病细胞部分减少但不理想,而随之白血病细胞又再增生;③骨髓增生不良,化疗后外周骨髓造血未恢复;④骨髓增生不良并在 4 周内死亡;⑤化疗中因出血、感染等不能控制早期死亡;⑥化疗后缓解,但髓外白血病存在。尚有少数患者,化疗后白血病细胞迅速减少,骨髓象、血象亦迅速抑制,但不久白血病细胞及白细胞再度快速倍增,病情迅速恶化,此类患者处理困难,预后差,缺乏有效治疗方法。

(三)中西医结合治疗

中西医结合治疗能取长补短。中医中药能弥补西医化疗"不分敌我,一律杀灭"的不足,又能解决对化疗药耐药的问题;同时,一些低增生性白血病,本来白细胞、血小板很低,经不住强力的化疗药,可用中医中药来治疗,既避免了西药的毒副作用,又能缓解病情。

1.单纯中医中药治疗

单纯中医中药治疗适用于低增生性白血病,不能耐受化疗;再是患病之初始终未用化疗药,尚未产生耐药性者。中医药治疗适于幼稚细胞不是很高的患者。坚持每天服药,经过一段时间后可达到缓解。

2.中西药结合

中西药结合即化疗期后配合扶正中药,以提升白细胞、血小板,增强人体的免疫机能及抗感染、止血的能力。在化疗缓解期仍可使用中医药,一是促进人体的恢复,二是巩固化疗的效果,延缓下一次化疗时间。

(四)生物调节剂治疗

随着免疫学和基因技术的发展,生物调节剂治疗已被用于临床,其中包括白介素-2、多种造血刺激因子,如 GM-CSF、G-CSF、M-GCSF、红细胞生成素、肿瘤坏死因子、干扰素等。经临床验证,白介素-2、LAK 细胞等对白血病有一定疗效;G-CSF、GM-CSF 等用于化疗后骨髓抑制患者,可明显减轻骨髓的受抑程度,加速缓解并减少并发症的发生。

(五)基因治疗

基因治疗就是向靶细胞(组织)导入外源基因,以纠正、补偿或抑制某些异常或缺陷基因,从而达到治疗目的。其治疗方式可分成四类:①基因补偿,把有正常功能基因转入靶细胞以补偿缺失或失活;②基因纠正,消除异常基因,以外源基因取代;③基因代偿,外源正常基因表达水平超过异常表达水平;④反义技术,即用人工合成或生物体合成的特定互补的 DNA/RNA 片段或其化学修饰产物,抑制或封闭异常或缺失的基因表达。基因治疗白血病作为一种新的方法正逐步从理论研究向临床试验过渡,目前基因治疗主要是应用反义寡核基酸封闭原癌基因的研究。反义技术因不需改变基因结构,能对目的基因及其产物进行治疗,故是基因治疗方法中最简单明了的手段。

(六)骨髓移植(BMT)

1.异基因骨体移植

异基因骨体移植是对患者进行超大剂量放疗、化疗预处理后,将健康骨髓中的造血干细胞植入患者体内,使其造血及免疫功能获得重建的治疗方法。采用骨髓治疗疾病始于 1891 年,Brown Sequard 给患者口服骨髓治疗贫血。Osgcrrl 首次静脉输注骨髓;Lorenz 等首次成功进行了骨髓移植试验。20 世纪 70 年代,随着 HLA 组织配型技术的发展、移植免疫学等基础医学研究的深入,使 BMT 的临床应用得到了迅速发展、世界各地相继建立了一批 BMT 中心,我国的 BMT 也有了长足的进步。

Allo-BMT 治疗白血病的长期无病生存率为 50%左右。据国际 BMT 登记处统计结果,BMT 治疗白血病 5 年生存率为:急性淋巴细胞性白血病(ALL)第一次完全缓解率(CR1)为 50%左右,第二次完全缓解率(CR2)或第二次以上完全缓解率为 32%左右,复发率为 18%左右;急性髓细胞性白血病(AML)CR1 为 52%左右,CR2 或 CR2 以上为 35%左右。可见白血病患者化疗 CR 后应尽早进行 BMT 治疗。

BMT 治疗风险主要有两点:一是 BMT 中存在许多移植相关并发症,二是 BMT、后仍有白血病复发问题。主要的移植相关并发症有肝静脉闭塞,其发病率为 25%,死亡率为 80%;移植物抗宿主病,发病率为 10%~80%。BMT 后白血病复发率为 15%~30%。

Allo-BMT 的步骤如下。①选择 HLA(人类白细胞抗原)完全相合的供者,选择顺序是同胞间 HLA 基因型相合,其次是 HLA 表型相合的家庭成员,再次则是单 HLA 位点不合的家庭成员或 HLA 表型相合的无关供者,最后是选择单 HLA 位点不合的无关供者或家庭成员中 2~3 个 HLA 位点不相合者。②受者的准备。应核实和确定白血病的诊断和分型,一般年龄应限制在 50 岁以下,重要脏器的功能基本正常,要清除体内多种感染灶,进行全面体检和必要的实验室检查、辅助检查。受者提前 1 周住进无菌层流病房。③进行组织相溶性抗原与基因配型。④BMT预处理应达到 3 个目的:一是摧毁受者体内原有的造血细胞,给植入的造血干细胞准备植入后的生长空间;二是抑制受者体内的免疫细胞和功能,利于骨髓的植活;三是大量清除和杀灭受者体内的白血病细胞。⑤骨髓的采集、处理和输注。输注骨髓的当天,在手术室内无菌条件下采集供者骨髓,经过过滤后尽快经静脉输注给受者,避免造血干细胞损失。对 ABO 血型不合者的骨髓,要进行处理后才能输注。⑥BMT 过程中经常需要营养和支持治疗。⑦早期防治 BMT 并发症,排除消化道毒性反应,控制多种感染、出血及其他并发症。⑧防治 BMT 晚期并发症,如慢性移植物抗宿主病等。⑨BMT 造血重建和植入成功证据:BMT 后患者要经历原有的造血系统衰竭和新植入骨髓的造血重建的过程,BMT 后网织红细胞的逐渐增高被视为骨髓植入的一个较早出现的指标。外周血象恢复正常一般需 3～6 个月。另外,红细胞抗原、白细胞抗原的细胞遗传学检测分析等,可直接证明 BMT 植入是否成功。⑩BMT 后白血病的复发,一般来说,年龄大者复发率高,非第一次完全缓解和 CML 非慢性期者复发率高,BMT 预处理中 TBI(全身照射)剂量偏小者复发率高,其复发多为(95％)受者型复发。复发原因主要是 BMT 时白血病细胞清除不彻底,即体内残留的白血病细胞较多,与 BMT 后移植物抗白血病作用不强有关。

2.自体干细胞移植和脐血造血干细胞移植

所谓"自体干细胞移植"是指在大剂量放、化疗前采集自体造血干细胞,使之免受大剂量放、化疗之损伤,并在大剂量放、化疗后回输。自体造血干细胞可来源于骨髓,亦可采集于患者外周血。自体干细胞移植由于无移植物抗宿主病等并发症,可用于年龄较大的患者。其步骤是将造血干细胞采集后,在零下温度保存,然后解冻回输。移植前首先需要进行自体干细胞的纯化和残留白细胞的净化,对患者进行必要的检查和放、化疗预处理,移植后要控制感染、出血和支持治疗。自体干细胞移植效果优于常规化疗,有报告认为是急性白血病缓解后有效地巩固治疗措施之一。其缺点是复发率高,对于其存活时间及原因尚无统一说法。

1988 年进行了世界第 1 例脐血造血干细胞移植,以后投入此项研究的学者很多与 BMT 相比,脐血移植 HLA 配型在 1～2 个位点不合时,移植后严重 GVHD 发病率较低,造血因子对植入影响不大。目前,脐血造血细胞库已在世界各地建立起来,我国开展例数尚少。

第二节　慢性粒细胞白血病

慢性粒细胞白血病(简称慢粒)是一种恶性克隆增殖性疾病,临床前期可以长达 6 年,一旦进入临床期病程进展加快。大量临床研究表明,在慢粒慢性期、加速期和急变期的中位时间分别为3.5～4 年、1 年和 3～6 个月,慢粒占全部白血病的 20％～35％,国内慢性白血病 90％为慢粒。

一、病因和发病机制

接触苯和放射线是慢粒较明确的致病因素。日本广岛和长崎原子弹爆炸后幸存者、英国强直性脊柱炎及宫颈癌接受放疗后的患者中,慢粒的发病率明显高于正常人群。慢粒患者中 HLA-Cw3、Cw4 出现的频率较正常人高,提示它们可能是慢粒的易患标志。

90％以上的慢粒患者中可发现有 Ph 染色体,9 号染色体上原癌基因 c-abl 的片段与 22 号染色体上的断裂点簇集区 bcr 发生易位融合,转录成一段 8 kb 的融合 mRNA,编码生成融合蛋白 p210,具有很强的酪氨酸蛋白激酶活性。现在已成功抑制 p210 表达的药物,有望通过此类药物控制慢粒的发病,达到根治的目的。

二、临床表现

起病缓慢,早期症状多与肿瘤负荷增高和贫血有关,如疲倦、乏力、食欲缺乏、多汗和体重减轻,许多患者可因脾大或白细胞增多在定期体检中发现而确诊。

(一)脾大

就诊时约 90％患者有脾大,脾下缘可平脐,质韧无压痛,患者常感上腹部饱胀不适、少数患者因发生脾梗死或脾周围炎而出现显著左上腹和左肩部疼痛,可有局部压痛和摩擦音,脾破裂罕见。15％～20％患者有肝大,程度较轻,淋巴结肿大较少见,但可作为早期急变的首发症状。

(二)发热、贫血和出血

高代谢可出现低热、消瘦和出汗,疾病早期甚少有感染、明显的贫血及出血多在急变期才出现。

(三)白细胞淤滞综合征

白细胞淤滞综合征较少见,当白细胞增高至 $100 \times 10^9 /L$ 以上时,由于白细胞淤滞可出现循环受阻,在儿童慢粒中多见。可出现呼吸困难、发绀、脏器梗死、眼底静脉扩张、视盘水肿、眼底出血、阴茎异常勃起、神志改变,甚至中枢神经系统出血等表现。

(四)其他

胸骨压痛较常见,多在胸骨下段。细胞破坏、血尿酸升高引起痛风性关节炎-嗜碱性粒细胞增多,组胺释放出现荨麻疹、皮肤瘙痒以及消化性溃疡。皮肤浸润较少见,可出现紫色结节状突起,多累及躯干、四肢和脸部等。

三、诊断与鉴别诊断

根据临床表现、血象、骨髓象特征以及 Ph 染色体检查和 *bcr/abl* 融合基因检测,诊断并不困难。鉴别诊断包括:①类白血病反应,多发生在严重感染、肿瘤或炎症性疾病基础上,无 Ph 染色体和 *bcr/abl* 融合基因,外周血中以中性杆状核居多,可有少量晚幼粒细胞,原始及早幼粒细胞罕见,中性粒细胞 NAP 积分升高或正常。②其他骨髓增殖性疾病:慢粒可合并骨髓纤维化,也可同时有血小板和红细胞增多,慢性粒单细胞白血病和原发性骨髓纤维化鉴别:该类疾病白细胞增多不如慢粒显著,随访一定时间无明显变化,无 Ph 染色体检查和 *bcr/abl* 融合基因,且有相应病变的表现。③慢粒有贫血及脾大时需与肝硬化、血吸虫病、淋巴瘤等鉴别,发生脾梗死及脾周围炎时应与急腹症相鉴别。

四、临床分期

根据我国第二届全国白血病会议制定的分期标准,慢粒可分为三期。

(一)慢性期

(1)无症状或有低热、乏力、多汗、体重减轻等症状。

(2)白细胞数增高,主要为中性中、晚幼和杆状核粒细胞。原始粒细胞(Ⅰ型+Ⅱ型)低于 10%,嗜酸性粒细胞和嗜碱性粒细胞增多,可有少量有核红细胞。

(3)骨髓增生明显至极度活跃,以粒系增生为主,中、晚幼粒细胞和杆状粒细胞增多,原始粒细胞(Ⅰ型+Ⅱ型)低于 10%。

(4)有 Ph 染色体。

(5)CFU-GM 培养集落和集簇较正常明显增加。

(二)加速期

具备下列中两项者可考虑本期:①不明原因的发热、贫血、出血加重和或骨骼疼痛;②脾脏进行性增大;③非药物引起的血小板进行性降低或增高;④原始细胞(Ⅰ型+Ⅱ型)在外周血或骨髓中超过 10%;⑤外周血嗜碱性粒细胞超过20%;⑥骨髓中有显著的胶原纤维增生;⑦出现 Ph 以外的其他染色体异常;⑧对传统的抗慢粒药物无效;⑨CFU-GM 增生和分化缺陷,集簇增多,集簇集落比值增高。20％～25％的患者无明显加速期阶段而直接进入急变期,加速期可持续半年至一年半最后进入急变期。

(三)急变期

具有下列之一者可诊断为本期:①原始粒细胞(Ⅰ型＋Ⅱ型)或原始淋巴细胞＋幼淋巴细胞或原始单核细胞＋幼稚单核细胞在外周血或骨髓中超过20％;②外周血中原始粒细胞加早幼粒细胞超过30％;③骨髓中原始粒细胞加早幼粒细胞超过50％;④骨髓外原始细胞浸润。此期临床症状、体征比加速期更恶化,CFU-GM培养呈小簇生长或不生长。

慢粒急变通常为急粒变或急粒单变,约10％患者可出现红白血病变,偶见巨核细胞变、早幼粒细胞或嗜碱粒变,1/3患者可急淋变,一旦急变后,多在3～6个月内死于各种并发症。

五、治疗

(一)慢性期治疗

目的是促进正常干细胞生长和抑制白血病克隆增殖。

1.化学药物

(1)羟基脲(HU):是细胞周期特异性DNA合成抑制剂,毒性低,可延缓疾病进程。开始剂量1～6 g/d,随白细胞数量的变化调整剂量,维持量每天0.5～1 g。由于HU具有同时降低白细胞和血小板的功能,而且起效快、作用时间短、诱发急变率低,目前认为是治疗慢粒的首选药物。单用本药不能清除Ph阳性细胞,可使红细胞产生巨幼样改变。

(2)白消安(马利兰,BUS):是一种口服烷化剂。常用剂量4～6 mg/d,一般服药后10～14天白细胞数开始下降,白细胞数低于$20×10^9$/L时即应减量,停药后作用仍可持续2周。长期应用可引起皮肤色素沉着、肺间质纤维化、停经、睾丸萎缩等。口服白消安的骨髓抑制时间长,不能抑制Ph细胞克隆,甚至有促使急变作用,所以目前临床已较少应用。

(3)靛玉红:是我国从中药青黛中提取的治疗慢粒药物,剂量200 mg/d,甲异靛为其衍生物。可作为二线药物。

(4)其他药物:高三尖杉酯碱、Ara-c、6-MP、6-TG、苯丁酸氮芥、CTX等都可使慢粒获得一定程度缓解;以Ara-c为主的多药联合化疗,可以迅速改变血液学表现,甚至可以一过性抑制Ph细胞克隆,但总生存期延长不明显。

2.干扰素

α-干扰素 400 万～500 万 U/m²,每天皮下或肌内注射一次,可使 60%～70% 的慢性期患者获得血液学缓解,40%患者 Ph 染色体阳性率下降。研究表明, α-干扰素联用羟基脲,血液学缓解率明显高于单用羟基脲者。此外,对于移植后 复发的患者也可应用干扰素治疗,分子水平复发者比血液学复发者有效。使用 干扰素早期有头痛、肌肉酸痛等流感样症状,延迟反应包括重要脏器功能受损、 免疫性贫血、血小板减少和甲状腺功能减退等对于白细胞明显增高者,最初可联 用羟基脲或白细胞单采治疗,白细胞降至正常水平后再用干扰素治疗效果较好。

3.放疗

脾区照射,可用于化疗耐药、脾极度增大患者。若有骨骼、软组织浸润,也可 采用局部放疗。

4.脾切除

脾切除适用于给患者带来痛苦的巨脾或有脾功能亢进者,以提高输注血小 板的疗效;术后可能并发感染,栓塞或出血,甚至死亡。

5.骨髓移植

同种异基因骨髓或外周血造血干细胞移植是迄今最有希望治愈慢粒的疗 法,3 年生存率为 50%～60%,复发率约 20%。如果患者年龄在 40 岁以下且有 HLA 相配供者时,应首先考虑移植治疗,最好在发病后一年内进行;移植后复发 的病例可再次输入供者的淋巴细胞,诱导移植物抗白血病反应(GVL)的产生而 取得再次缓解。严重的 GVHD 和感染是移植失败的主要原因、自身外周血干细 胞或骨髓移植可延长患者的生存期,但易复发,移植物体外净化问题尚待解决。

6.白细胞单采

白细胞单采适用于白细胞数过高($>100\times10^9$/L)或妊娠者,可缓解症状、减 少化疗杀伤的白血病细胞数从而减少尿酸生成,但持续时间短、费用高。

7.辅助治疗

在慢粒初发或复发时为防止高尿酸血症引起尿酸性肾病,可服用别嘌呤醇 300 mg/d,补充水分和利尿。

8.基因靶向治疗

酪氨酸激酶抑制药伊马替尼(格列卫)是近年来开发的基因靶向治疗药物, 2001 年 5 月美国食品与药品监督管理局批准用于临床,2002 年底美国国家肿瘤 综合防治网络将其列为治疗慢粒的一线用药。二期临床研究结果显示,单用伊 马替尼 400～800 mg/d 治疗。α-干扰素耐药的慢粒慢性期患者,完全缓解率为

88％,初治患者为 98％,治疗 3 个月时的主要细胞遗传学反应分别为 60％和 76％；慢粒加速期患者的主要细胞遗传学反应为 21％,治疗慢粒急变期为 7％～ 13.8％,骨髓原始早幼细胞期为 6％～15％,返回到慢性期者为 22％～39.5％,总计血液学有效率为 46％～60.3％,主要细胞遗传学反应为 5％～15％。结果与 MD Anderson 单中心研究结果相似。体外实验表明,伊马替尼与传统的化学治疗药物几乎都有协同作用,但目前进入临床Ⅱ期试验的只有伊马替尼与 α-干扰素或阿糖胞苷联合。伊马替尼治疗 6 个月时未达到血液学完全缓解或 Ph 染色体阳性细胞大于 65％者视为治疗失败。

伊马替尼治疗的不良反应在慢粒的不同阶段无显著性差别,主要表现为恶心、呕吐、局限性水肿、肌肉痉挛、腹泻、腹痛、皮炎、头痛、四肢关节痛、体重增加,以上不良反应大都能够耐受,极少需要对症治疗,重度的粒细胞、血小板减少和贫血,在慢粒急变期和加速期患者中发生率较高。不良反应与剂量相关,因此治疗应从一般剂量开始,逐渐增加到最大的耐受量。

(二)加速期和急变期治疗

一旦进入加速期或急变期应按急性白血病治疗,但缓解率低。化疗方案根据细胞类型而定,急非淋变时可选用急性非淋巴细胞白血病的联合化疗方案,如中剂量 Ara-c 加米托蒽醌、去甲氧柔红霉素或 Vp-16 治疗；急淋变时按照急性淋巴细胞白血病的治疗方案。在加速期行骨髓移植仍有 15％～25％患者可长期无病生存,但急变期时的骨髓移植疗效很差。慢性期采集自体骨髓冷冻保存,一旦患者进入加速期或急变期,通过自体骨髓移植可使患者重新回至慢性期,但持续时间很短。

六、预后

慢粒预后较差,中数生存期 39～47 个月,5 年存活率为 25％～35％。发病时外周血中白细胞和血小板计数、原幼细胞比例、肝脾大小和嗜酸及嗜碱性粒细胞计数和预后有关。

第三节　慢性淋巴细胞白血病

慢性淋巴细胞白血病(CCL)简称慢淋,是一种慢性肿瘤性疾病,以外周血、骨髓、脾脏和淋巴结中小淋巴细胞恶性增殖与积蓄为特征。细胞形态接近成熟淋巴细胞,以 B 细胞型多见,T 细胞型仅占 2%。我国 CCL 发病率低,约占白血病总数的 5% 以下,而欧美达 30% 左右。男女比例约为 2:1,发病时 50 岁以上者占 90%,30 岁以下罕见。

一、病因和发病机制

研究发现,长期接触低频电磁场可能和慢淋发病有关。欧美 CCL 的发病远比亚洲国家多见,CCL 患者的直系亲属中患 CCL 的危险性比一般人群高 3 倍,男性比女性易患此病,说明遗传因素在 CCL 的发病中占一定地位。

二、临床分期

Binet 等提出的分期方法,共 3 期。

(1)A 期:无贫血[血红蛋白(Hb)>100 g/L]或血小板减少(血小板计数 $>100 \times 10^9$/L),肝、脾与颈、腋下及腹股沟淋巴结共 5 个区域中累及 3 个以下。

(2)B 期:无贫血或血小板减少,但累及区域不少于 3 个。

(3)C 期:出现贫血和(或)血小板减少。

三、临床表现

CCL 早期常无症状,因发现淋巴结肿大或不明原因的淋巴细胞绝对值升高而就诊。患者有轻度乏力、易疲劳等非特异性表现,一旦进入进展期,可表现为体重减轻、反复感染、出血和贫血症状。

(一)淋巴结肿大

淋巴结肿大最常见(占 80%),可为全身性,轻至中度肿大,偶可明显肿大,无压痛,触之有橡皮感,与皮肤不粘连,常累及颈部、锁骨上、腋下及腹股沟等处。累及扁桃体、泪腺、唾液腺时,可产生 Mikulicz 综合征。

(二)肝大、脾大

半数患者有脾大,多为轻至中度,伴腹部饱胀感,晚期可达盆腔,偶可发生脾梗死或脾破裂,肝大或脾大少见。

(三)结外浸润

淋巴细胞可浸润至皮肤、结膜、肺、胸膜、胃肠道、骨骼、神经系统、前列腺、性腺和眶后组织。并发症患者由于体液免疫和细胞免疫均受影响,可合并免疫缺陷表现,如感染、自身免疫性疾病和第二肿瘤。

四、诊断和鉴别诊断

从年龄、临床表现、外周血白细胞超过 $10 \times 10^9/L$、淋巴细胞比例不低于 50%，淋巴细胞绝对值 $> 5 \times 10^9/L$、骨髓淋巴细胞超过 40% 且以成熟淋巴细胞为主以及淋巴细胞肿大等典型表现，多数病例诊断不难。持续性淋巴细胞增多最具有诊断意义。淋巴结肿大应与淋巴结结核、淋巴瘤及慢性炎症所致淋巴结病变相鉴别。淋巴细胞增多者应与传染性单核细胞增多症、麻疹、水痘、巨细胞病毒感染等反应性淋巴细胞增多或多克隆淋巴细胞增多，以及其他慢性淋巴细胞增殖性疾病，如幼淋巴细胞白血病及多毛细胞白血病等相鉴别。

五、预后

慢淋在发病过程中可发生的变异有：①Richter 变，约 3% 的患者可出现发热、体重减轻，淋巴结、肝、脾迅速肿大，CCL 转变为晚期淋巴瘤，病程进展快，多在 5 个月内死亡；②混合慢淋幼淋变，幼淋细胞占淋巴细胞总数的 10%～50%，脾大。幼淋变者幼淋巴细胞比例更高，绝对计数超过 $15 \times 10^9/L$，脾大更显著，小鼠红细胞玫瑰花结形成减少，表面膜免疫球蛋白强阳性，中位生存期 9 个月；③急淋变甚罕见，免疫标记显示来自同一 B 细胞株，由于 $c\text{-}myc$ 表达过度所致。原始细胞表达膜表面免疫球蛋白和末端脱氧核苷酸转移酶。

年龄大、发病时淋巴细胞数 $> 50 \times 10^9/L$、幼淋细胞比例超过 10%、骨髓弥漫性浸润以及染色体异常的晚期患者，预后较差，中位生存期为 35～63 个月，各期有明显差异，也有长达 10 年以上。

六、治疗

(一)CLL 的治疗指征

CLL 是进展最缓慢的白血病，有人甚至提出该病是一种相对良性的克隆性疾病；约 40% 的患者未经治疗的自然病程在 10 年以上，多数均达 5 年以上。另一方面，大宗病例分析显示，早期化疗未能提供任何生存优势，相反，还带来各种风险，包括发生第二种肿瘤，根据国际上公认的 Rai 分期及 Binet 分期标准，分别将两种分期的 0 期或 A 期者定为低危，Ⅰ、Ⅱ 期或 B 期者定为中危，Ⅲ、Ⅳ 期或 C 期者定为高危。诊断时，低、中危患者原则上不予化疗，定期严密随访观察；如出现症状或提示疾病出现进展，包括淋巴、肝、脾大，血中淋巴细胞倍增时间短于 12 个月，则开始化疗。高危患者在诊断后应立即开始化疗、法国-西班牙研究组提出，CLL 患者外周血的血红蛋白、血小板基本正常，白细胞少于 $30 \times 10^9/L$，淋巴结,肝、脾仅轻度肿大,血淋巴细胞倍增时间超过 12 个月,定义为冒烟型 CLL,可定期观察,根据变化决定是否开始化疗。这种观点更严格了 CLL 治疗的指征。另有学者建议,具备下列情况之一者应开始化疗:①贫血;②血小板减少;③出现由 CLL 本身引起的症状;④肝明显肿大;⑤导致压迫症状的淋巴结肿大;⑥血淋巴细胞倍增时间短于 6 个月;⑦发生幼淋巴细胞转化;⑧转为 Richter 综合征(CLL 转为高度恶性的侵袭性大细胞淋巴瘤)。单纯的外周血白细胞及淋巴细胞升高或无症状的轻、中度淋巴结肿大,不是治疗的指征。

上述建议在临床更具可操作性,尚无治疗指征的 CLL 患者,应定期随访,随访内容有:①血象,注意白细胞及淋巴细胞数量变化,计算淋巴细胞的倍增时间,血红蛋白、血小板有无降低;②淋巴结、肝、脾变化,包括影像学检查结果。另有学者提出,血清乳酸脱氢酶或胆微球蛋白明显升高,也是疾病活动的指标,应予以重视。具备治疗指征的 CLL 患者开始治疗后,当最初的治疗目标已达到,即治疗指征已消失时应停止治疗。因为继续治疗尚无能延长生存期的证据,有时反而影响生活质量。

(二)化疗

1.烷化剂

20 世纪 50 年代即应用于临床,代表药物有苯丁酸氮芥及环磷酰胺。烷化剂对进展期的 CLL 有肯定的效果,但并不能延长寿命。近几年,有人将 CBl348 改为脉冲式给药,$0.4 \sim 0.7$ mg/kg,口服,1 天或分 4 天给药,每 $2 \sim 4$ 周为 1 个疗程。其疗效和每天给药相似,CR 为 15%,PR 为 65%,但骨髓毒性减轻。另有报告 CBl348 按 15 mg/d 持续用至缓解或出现Ⅲ度毒性反应,疗效无明显提高,而骨髓毒性增加。CTX 和 CBl348 疗效相似,也有间歇给药的报告,按 $500 \sim 750$ mg/m²,静脉注射或口服,每 $3 \sim 4$ 周一次。效果和每天给药或隔天给药相同。

2.核苷类似物

20 世纪 80 年代后应用于临床,用于治疗 CLL 的有氟达拉滨(FDR),又名氟阿糖腺苷,以及 2-氟去氧腺苷(克拉屈滨,2-CDA)。此类蓟物主要在淋巴细胞内积聚,故淋巴细胞成为理想的靶细胞。其磷酸化衍生物通过诱导细胞凋亡发挥疗效:①抑制 DNA 连接酶,DNA 起始酶、DNA 和 RNA 聚合酶及核糖核苷酸还原酶;②作为类似物掺入 DNA、RNA,影响其合成及功能;③自发形成的 DNA 断裂修复受抑。

(1)氟达拉滨:标准用法为 $25 \sim 30$ mg/(m² · d),静脉滴注,30 分钟内完成,连用 5 天,每 4 周为一周期。文献报道氟达拉滨(FDR)用于初治 CLL 的 CR 为 38%,PR 为 60%,中位缓解期为31 个月;用于复治 CLL 的 CR 率为 20%,PR 率为 45%,中位缓解期为 21 个月;尽管 FDR 的疗效优于以往的化疗药物,但患者总寿命并未改善。远期疗效取决于其最初的治疗反应,CR 者的长期存活率可达 20%,PR 者为 10%,用烷化剂缓解后复发的 CLL 患者,有条件时应选用 FDR,则再次总缓解率为 30%~55%,如患者复发后对烷化剂仍敏感,则用 FDR 效果更好。以往用 FDR 缓解又复发者或初治即对 FDR 无反应者,换用烷化剂后总缓解率仅为 7%。上述资料表明,FDR 是目前治疗 CLL 相对理想的药物;如用 2 个疗程仍未达 PR 者,则预后不佳,即使更换其他药物也难以缓解。

FDR 的主要不良反应有:①骨髓抑制,但此也为治疗效应,适当调节剂量及用法,大多数患者可安全渡过骨髓抑制阶段;②免疫抑制,用药后外周血 T 细胞明显减少,特别是 T4 细胞减少更为显著,常持续至停药后 2 年,在此期间易并发各种条件致病源感染,常见有单纯疱疹病毒、带状疱疹病毒、李斯特芽孢菌、卡氏肺囊虫等;③免疫紊乱,可并发自身免疫性溶血性贫血(AIHA)、免疫性血小板减少性紫癜(ITP)、单纯红细胞性再生障碍性贫血(PRAA)。由于 CLL 本身即可有这些并发症,故和 FDR 的因果关系尚难定论;④神经毒性,发生率高达 60% 以上,与 FDR 的代谢产物在中枢神经系统内聚积有关,大多表现为周围神经病,少数为精神异常、抽搐,甚至昏迷;⑤高白细胞血症者用药后可发生肿瘤溶解综合征,故遇此情况应减量应用。为减轻 FDR 的不良反应,有人报告认为 30 mg/(m² · d),连用 3 天,1 个月为 1 个疗程可明显减少感染,但疗效也随之下降,CR 率为 10%,PR 率为 36%,总寿命尚不受影响。

(2)克拉屈滨:标准用法为 0.12 mg/(kg · d),5 天为 1 个疗程,同样经静脉滴注,维持 2 小时以上注入。初治 CLI-的 CR 率为 40%,PR 率也为 40%;复治者 CR 率为 4%~39%,PR 率为33%~44%。初治及复治者的中位缓解期和 FaraA 相似。克拉屈滨(2-CDA)口服剂按10 mg/(m² · d)给药,5 天为 1 个疗程,初治者总缓解率为 75%。使用 2-CDA 两个疗程无反应者,应更换其他治疗方案。2-CDA 和 FDR 有交叉耐药,不良反应同于 FDR。另一种腺苷类似物去氧助间型霉素(DCF)是腺苷脱氨酶抑制剂,其治疗 CLL 的疗效远不如 FDR 及 2-CDA,主要用于多毛细胞白血病,故不在此介绍。

3.联合化疗

(1)COP 方案:CTX 750 mg/(m² · d),静脉注射,第一天;长春新碱(VCR) 1.4 mg,静脉注射,第一天;泼尼松 100 mg/d,口服,连用 5 天。3~4 周为 1 个疗

程,疗效同上一方案。

(2)CHOP方案:即上述COP方案加ADM 50 mg/m²,静脉注射,第一天。每4周为1个疗程;和COP方案比较,中位生存期明显延长,3年生存率增加(71%:28%);CHOP方案中VCR方案,不影响疗效,文献报道196例CLL患者(包括初治、复治,处于B、C期),单用FDR与CAP方案的疗效比较,初治组的CR及PR二者相似,复治组FDR为优,但二者的中位缓解期无差别。

(3)FDR与其他药物合用:FDR分别和CBl348、甲氨蝶呤(MTX)、CTX、顺铂、泼尼松等合用,疗效均未超过FDR单用组,而不良反应加重。较一致的意见是初治者无须联合用药,有条件者应尽量单用FDR。有人报道初治用FDR复发者,选用FDR联合CTX治疗,缓解率达89%,但CR者很少。2-CDA和上述各种药物分别组成联合方案,其结果同样如此。因此,目前核苷类似物仍以单独应用为主。

(4)M2方案:为常用于多发性骨髓瘤的标准方案。一组63例进展期或难治性CLL的疗效研究中,包括CR、PR、中位缓解期,均未超过其他联合方案,提示强烈化疗不能提高CLL的疗效。

(三)放疗

历史上曾对CLL行全身放疗,虽可改善病情,但作用短暂,骨髓抑制严重,20世纪80年代后已弃用。目前局部放疗仍用于少数患者,如巨脾伴脾梗死者,可达到快速止痛的目的。循环中白血病细胞途经脾脏也遭辐射,可明显减少。局部放疗缓解率低,缓解期短。此外,局部淋巴结明显肿大,且造成压迫症状者或因浸润致局部骨痛者,放疗能缓解症状。

(四)造血干细胞移植(HSCT)

1.异体造血干细胞移植

一组54例60岁以下(中位年龄41岁)处于不同病期、以往治疗也不一致的CLL患者,行Allo HSCT。预处理大多用全身放疗(TBI)及大剂量CTX。结果70%的患者体征消失,血象恢复正常,3年生存率为46%;移植相关死亡率(TRM)高达50%,其中半数死于移植物抗宿主病。根据患者复发后输注供者的淋巴细胞仍有效,证明移植物抗白血病(GVL)效应也起重要作用;有报告HSCT后用敏感的PCR方法不能检出微小残留病变(MRD),即重排的IgH基因,表明有可能治愈CLL。以往认为CLL发病年龄高,适合的供髓者少,因此满足Allo HSCT者较少;而且由于年龄高,故Allo HSCT仅适合于经严格选择的少数

CLL 患者,但近几年出现的非清髓性 Allo HSCT 为患者提供了更多接受移植的机会,大多选用 FDR+CTX 行预处理。1 年时 TRM <20%,1 年无病生存率为 60%~80%。目前较一致的意见是,亲缘关系的 Allo HSCT 适于不超过 60 岁的 CLL 患者,非亲缘关系的 Allo HSCT 限制于不超过 50 岁的患者,非清髓性 Allo HSCT 可放宽至 70 岁。另据近几年报道,60 岁以下的 CLL,较以往增多,西班牙学者报道诊断时 <60 岁者已占 33%,故适合于 Allo HSCT 者已有上升趋势。由于 CLL 是一组异质性很强的疾病,不少病例可长期稳定,无疾病进展,肯定不是移植的候选者,故移植应用于进展期 CLL 病例。也有学者提出,早期的低危 CLL 虽病情稳定,但如已具备不良预后因素者也应及早进行移植,包括血红蛋白不超过 130 g/L、淋巴细胞 >30×10^9/L、明显的骨髓浸润、较快的淋巴细胞倍增时间、血清胸腺嘧啶激酶升高、血清 β_2 微球蛋白升高、血清乳酸脱氢酶升高,白血病细胞表达 CD38 或检出 IgV 基因突变。

2.自体造血干细胞移植

由于 CLL 患者自体的造血干细胞易被白血病细胞污染,移植后 4 年复发率超过 50%,且生存曲线还未形成平台,目前一致的意见认为 Auto HSCT 不能治愈 CLL。为改进移植效果,已开展从外周血同时筛选 CD34+、B 细胞阴性的祖细胞,如通过免疫磁珠吸附、分离 CD34+ 细胞;采用针对 B 细胞的单抗,如 CD20、CD52 单抗清除回输祖细胞中的 B 细胞。回输后血液学及免疫学的恢复均延迟,增加了 TRM。虽然 Auto HSCT 的年龄可放宽至 70 岁,但鉴于疗效欠佳,更多的学者建议优先选择 Allo HSCT。

(五)免疫治疗

1.α-干扰素

IFN-α 用于早期 CLL,约 60% 的患者可达 PR。IFN-α 也可作为化疗缓解者的维持治疗用药、已属晚期的 CLL,即使加大用量也无效,甚至加速病情进展。

2.特异性单抗

(1)抗 CD20 单抗:商品名为 Rituximab(美罗华),是一种鼠/人嵌合单抗。用量为 375 mg/m^2,每周 1 次,共 4 周。对表达 CD20 的 B-CLL 有效。由于 CLL 中表达 CD20 者较少,仅为恶性淋巴瘤的 1/10,故其覆盖面窄。尽管如此,有人对 FDR 敏感的 CLL,治疗后再加用 Rituximab 取得了更好的疗效;也有将 FDR 和 Rituximab 同时应用的报道,且称缓解率提高,但缓解期未延长。

(2)抗 CD52 单抗:即 Alemtuzumab,是一种人源化单抗。CD52 存在于大多数淋巴细胞表面,抗 CD52 单抗和 CD52 结合后,诱导补体介导及激活抗体依赖的 T 细胞发挥效应。用法为 30 mg 静脉滴注,每周 3 次,共 6 周。建议治疗第一周由小剂量开始,以后逐渐增加(第 1 次 3 mg,能耐受则增至 10 mg,然后 30 mg),将其用于一组 29 例 CLL,4% 达 CR,38% 达 PR,中数缓解期为 12 个月,有报告对 FDR 耐药者也有效,总缓解率为 33%,但对肿大的淋巴结无效。上述两种单抗均可致发热、寒战、恶心、呕吐、水潴留、呼吸困难等不良反应,还可引起血小板减少、肝酶升高及凝血障碍。用药前白细胞明显升高者可诱发肿瘤溶解综合征,建议采用剂量逐渐递增的用药方法预防。

(3)Lyml:是一种针对人 B 细胞的特异性鼠源性单抗,与 ^{131}I 结合,进入体内后大部分分布于脾,其他脏器少,故主要用于巨脾患者。治疗后脾可明显缩小,血白细胞和老年白血病诊治应注意的问题淋巴细胞也明显下降。不良反应同上。

(六)脾切除术

手术指征:①巨脾伴脾功能亢进,且其他治疗无效者;②脾梗死伴剧痛;③AIHA 或 ITP,皮质激素治疗不能控制者,切脾对病程无影响。

第四节 多发性骨髓瘤

多发性骨髓瘤也称为浆细胞骨髓瘤,是起源于 B 细胞的血液学恶性肿瘤。其特征是分泌单克隆免疫球蛋白(monoclonal protein,M-protein,M 蛋白)的单克隆浆细胞恶性增生,恶性浆细胞在骨髓内大量增殖和大量异常免疫球蛋白的分泌通过多种机制产生相应的临床表现,包括弥漫性或局灶性溶骨性改变、贫血、肾功能不全、淀粉样变性、高钙血症、高黏滞血症和免疫功能低下等。常见的临床表现为骨痛、疲乏和反复感染。多发性骨髓瘤临床起病隐匿,进行性加重,通常预后不佳。

一、流行病学

多发性骨髓瘤占血液学恶性肿瘤的 10%~20%。多发生在老年人,诊断时的中位年龄男性为 62 岁,女性为 61 岁,发病年龄高峰为 60~80 岁,小于 40 岁的患者仅占 2%~3%。本病在欧美国家的年发病率为(2~4)/10 万,发病率随年龄增加而增高,40~49 岁人群年发病率为 1/10 万,80 岁以上人群年发病率为

49/10万;在我国多发性骨髓瘤也不少见,年发病率约为1/10万人口。男女性发病率比为1.4：1。

二、病因和发病机制

本病的病因尚不明确,与环境与遗传因素有关。环境因素中,电离辐射比较明确增加多发性骨髓瘤的发病风险;暴露于苯、镍、芳香烃类以及吸烟可能与发病有关。一些家族中发现多发性骨髓瘤的遗传易感性,但直接与本病相关的遗传学改变仍未确定。

本病的发病机制复杂,通过动物模型分析,Ig重链基因易位及继发的染色体异常激活多个癌基因表达促进细胞增殖,以及骨髓基质与骨髓瘤细胞通过分泌细胞因子IL-6、VEGF、IGF-1等相互作用促进瘤细胞生存、血管生成和激活破骨细胞造成溶骨性改变等多种途径参与本病的发生发展。

三、临床表现

多发性骨髓瘤起病大多隐匿,临床表现变化多样,表现为从常规体检发现的无症状多发性骨髓瘤至出现不同脏器和组织损害相应表现的活动性、有症状的多发性骨髓瘤。相应的临床表现由以下几个方面导致:恶性浆细胞直接浸润和破坏骨髓和髓外组织器官;血液中大量瘤细胞分泌的M蛋白并沉积于各组织脏器,影响免疫功能;以及瘤细胞分泌的细胞因子作用于骨髓微环境导致骨损害。

(一)骨损害

骨损害主要为溶骨性改变,机制为骨髓瘤细胞和骨髓微环境产生的细胞因子如IL-6、IL-1β、TNF-β等,刺激破骨细胞活性、抑制成骨细胞活性造成骨代谢过程失衡,出现骨质疏松和溶骨性改变。多累及胸腰椎、肋骨、锁骨和颅骨。X线表现为骨质疏松、溶骨性病灶、骨折和椎骨压缩性骨折。骨髓瘤细胞浸润骨骼也可形成局部肿块。临床症状为相应部位骨痛,以及脊髓和神经根压迫导致的疼痛、瘫痪等。

(二)贫血

贫血可为常见和首发临床表现。恶性浆细胞取代正常骨髓导致造血功能降低,以及肾功能不全和多种细胞因子抑制作用导致促红细胞生成素生成较少造成贫血。多为正常细胞、正常色素性贫血。临床症状为疲乏、虚弱、气促等。

(三)肾功能损害

肾功能损害属于较严重的临床表现。发病机制有以下几方面:①轻链蛋白管型导致间质性肾炎;②轻链蛋白沉积于肾脏,损伤肾小球滤过;③高钙血症造成渗透性利尿、血容量不足和肾前性氮质血症;④肾脏钙沉积等。临床表现为蛋白尿、肾病综合征、急性肾功能不全或慢性肾功能不全。

(四)高钙血症

骨质广泛破坏钙离子释放入血导致,可见于 25% 患者。临床表现为嗜睡、混乱、厌食、恶心、便秘、多尿、烦渴等,血清钙高于 3.7 mmol/L(15.0 mg/dL)可发生高钙危象,表现为肾衰竭、循环衰竭、昏迷。

(五)感染

正常免疫球蛋白减少以及 T 细胞功能受损导致患者容易反复发生细菌感染如细菌性肺炎、泌尿道感染,以及病毒感染如带状疱疹感染。

(六)高黏滞综合征

血清中 M 蛋白水平过高,并聚合成多聚体造成血液黏滞度增高、血流缓慢和组织缺氧。最常见于 IgM 型巨球蛋白血症,其次为 IgA 型骨髓瘤。症状表现为头晕、眩晕、眼花、肢端麻木、意识障碍、抽搐、呼吸窘迫、冠状动脉供血不足等。

(七)淀粉样变性

M 蛋白轻链沉积于不同组织脏器,如心脏、肾脏、外周神经、胃肠道、皮肤、骨骼肌等,发生淀粉样变性,严重时出现相应组织器官功能障碍。可见于约 15% 的患者。

(八)出血倾向

M 蛋白影响凝血因子功能、沉积于血小板和血管壁表面影响其功能造成凝血止血功能障碍。症状表现为鼻出血、齿龈出血和皮肤紫癜等。

(九)髓外浸润

70% 的患者,最终发生骨髓瘤细胞髓外浸润,见于肝、脾、淋巴结、肾脏、皮下组织、神经和脑实质等部位,受累器官肿大或形成局部肿块。部分患者发展为浆细胞白血病,外周血中大量骨髓瘤细胞浸润,症状类似急性白血病。

四、实验室检查

(一)血常规

可有贫血。多数为:①正常细胞正常色素性贫血;②红细胞串钱样排列,血沉明显增快;③白细胞及血小板多正常;④晚期全血细胞减少。

(二)骨髓

多数为:①浆细胞异常增生、形态异常;②瘤细胞大小形态不一,胞质灰蓝色,可见多核,多为双核和三核,可见核仁,核周淡染区消失;③骨髓流式细胞检查和骨髓活检免疫组化染色可以检测骨髓瘤细胞免疫表型。

(三)血液生化检查

多数为:①血清蛋白常降低;②骨质广泛破坏出现血钙增高;③肾功能不全是血清肌酐水平增高;④血清β_2-微球蛋白由浆细胞分泌,增高水平与全身瘤负荷显著相关;⑤血清乳酸脱氢酶和C反应蛋白反应肿瘤负荷,常可增高。

(四)免疫球蛋白检查

1.免疫球蛋白定量检查

该检查见正常免疫球蛋白水平降低,异常球蛋白增多。

2.血清蛋白和24小时尿蛋白电泳和免疫固定电泳

该检查可见染色浓而密集,单峰突起的M蛋白带。IgG型占55%～60%,IgA型占20%～25%,IgD型约1%,轻链型约15%,极少数患者为双克隆型。约1%患者血清和尿中未检测到M蛋白,称为不分泌型骨髓瘤。

3.尿本-周蛋白

尿本-周蛋白由轻链组成。当尿液加热至45～60 ℃时,本-周蛋白出现凝固,加热至90 ℃以上时重新溶解,再冷却至60 ℃以下时再次出现沉淀。

4.血清游离轻链(serum free light chain,FLC)检测

经蛋白电泳和免疫固定电泳诊断为不分泌型骨髓瘤的患者中,70%可在血清中检测到单克隆FLC。κ/λFLC值低于0.26时为单克隆λFLC;高于1.65时为κFLC。

五、影像学检查

(一)X线检查

进行脊椎、骨盆、颅骨、肱骨、股骨的X线检查。主要有3种X线表现。

(1)早期为骨质疏松。

(2)典型改变为多个凿孔样、大小不等的溶骨性损害。

(3)病理性骨折,常发生于椎骨和肋骨。

(二)MRI检查

发现可疑骨病变,可采用MRI检查。

六、诊断

(一)终末器官损害定义

1.高钙血症

血清钙较正常值上限增高 0.25 mmol/L 以上或＞2.75 mmol/L。

2.肾功能不全

血清肌酐高于 176.8 μmol/L(2 mg/dL)。

3.贫血

Hb 低于正常值下限 20 g/L 以上或低于 100 g/L。

4.骨损害

溶骨性病灶或伴有压缩性骨折的骨质疏松。

5.其他

有症状的高黏滞综合征、淀粉样变性、反复发生的细菌感染(12 个月内超过 2 次)。

(二)(有症状)多发性骨髓瘤诊断

新的诊断标准对 M 蛋白含量不做特别规定,符合以下 3 个条件可以做出诊断:①骨髓中浆细胞不低于 10％;②血清和(或)尿中检测到 M 蛋白;③具有骨髓瘤造成的终末器官损害表现。仅有①③两项者为不分泌型骨髓瘤。

(三)冒烟性(无症状)骨髓瘤诊断

(1)骨髓中单克隆浆细胞不低于 10％和(或)血清 M 蛋白不低于 30 g/L。

(2)无症状和无骨髓瘤相关的终末器官损害表现。

(四)其他特殊类型骨髓瘤

1.孤立性浆细胞瘤

仅有单个骨骼损害,常位于扁骨如胸骨、肋骨、颅骨、髂骨、锁骨等处,少数可位于长骨近端。病程较长,预后较好,但以后多发展为多发性骨髓瘤。

2.髓外浆细胞瘤

肿瘤不起源于骨髓而起源于软组织如乳房、扁桃体、咽后壁、胸壁、胃肠道、眼眶等处。开始时常为局限性,预后较好,亦可向其他类型转化。

3.浆细胞型白血病

外周血骨髓瘤细胞超过 $2.0 \times 10^9/L$ 以上。脏器内有浆细胞浸润者预后差。浆细胞型白血病有原发性和继发性两种,前者占 60％,后者由多发性骨髓瘤转化为白血病,约占40％。

七、鉴别诊断

(一)意义未明的单克隆免疫球蛋白病

MUGS的定义为骨髓中浆细胞<10％,血清 M 蛋白<30 g/L,无症状和无终末器官损害表现。MUGS 被认为是恶变前状态,由 MUGS 进展为骨髓瘤的年发生率约1％,3/4 患者经历20 年M 蛋白无大变化。

(二)其他单克隆免疫球蛋白病

血清蛋白电泳发现 M 蛋白,也可见于其他 B 细胞来源肿瘤,如慢性淋巴细胞白血病,B 细胞性非霍奇金淋巴瘤,原发性巨球蛋白血症,自身免疫性疾病,慢性肝炎肝硬化,偶见于恶性实体瘤如结肠癌、前列腺癌、乳腺癌等。

(三)反应性浆细胞增多

反应性浆细胞增多可见于感染性疾病的恢复期、类风湿性关节炎、急性风湿热、系统性红斑狼疮、变态反应及肝硬化等。骨髓中浆细胞形态多正常,浆细胞数量一般不超过 10％,而且原发病治愈后则恢复正常。

(四)其他

本病的骨病变需与骨转移瘤、老年性骨质疏松等鉴别。

八、分期

多年来多发性骨髓瘤分期沿用 1975 的 Durie 和 Salmon 分期系统(表 5-1),目前这一分期系统已被新的多发性骨髓瘤国际分期系统(international staging system,ISS)取代。ISS(表 5-2)由 1981—2002 年欧洲、北美和亚洲的 10 750 例多发性骨髓瘤病例资料分析得出,仅含 β_2-微球蛋白和人血清蛋白 2 个指标是最简单、有效和可重复的分期系统,不仅与患者生存期相关,与 Durie 和 Salmon 分期系统也密切相关。

表 5-1　多发性骨髓瘤 Durie 和 Sahnon 分期系统

I 期(瘤细胞<$6 \times 10^{11}/m^2$):符合下述所有条件

Hb>100 g/L 或红细胞比容(Hct)>32％

血清钙正常

M 蛋白合成率低:IgG<50 g/L,IgA<30 g/L,尿本周氏蛋白<4 g/24 h

X 线检查骨无破坏

II 期(瘤细胞 $6 \times 10^{11} \sim 1.2 \times 10^{12}/m^2$):介于 I 期和III期之间

Ⅲ期(瘤细胞数>$1.2\times10^{12}/m^2$):符合下述一项或一项以上者

Hb<85 g/L

血清钙>12 mg/dL

M蛋白合成率高:IgG>50 g/L,IgA>30 g/L,尿本-周蛋白>4 g/24 h

溶骨性骨病灶>3个

表 5-2　多发性骨髓瘤国际分期系统

分期	指标	中位生存期/月
Ⅰ	血清 β_2-微球蛋白<3.5 mg/L 和人血清蛋白>35 g/L	62
Ⅱ	介于Ⅰ期和Ⅲ期之间	44
Ⅲ	血清 β_2-微球蛋白>5.5 mg/L	29

九、治疗

(一)无症状骨髓瘤的治疗

与出现症状后治疗比较,提前对无症状骨髓瘤治疗不延长患者的生存期。因此,对这些患者可暂不治疗,每 3～6 个月随访 1 次,患者出现疾病进展征象时即开始治疗。患者出现疾病进展的时间由数月至数年不等。

(二)孤立性浆细胞瘤的治疗

对发生于骨或骨外的孤立性浆细胞瘤应进行详尽的检查,如多部位骨髓穿刺检查、CT、MRI 或 PET-CT 检查以排除弥漫性病变,获得准确分期:骨的孤立性浆细胞瘤首选根治性放疗,剂量不低于45 Gy;骨外的孤立性浆细胞瘤首选根治性放疗或手术切除。30%的骨和 70%的骨外孤立性浆细胞瘤治疗后获得长期无病生存。

(三)有症状骨髓瘤的治疗

出现症状的多发性骨髓瘤应尽快开始治疗。初治患者首选方案为诱导化疗后加自体造血干细胞支持下的大剂量化疗。不能耐受移植的患者给予常规化疗(表 5-3),表 5-4 为疗效评价标准。辅助治疗、支持治疗和并发症的处理也相当重要。

1.自体移植候选患者的治疗

(1)诱导化疗:拟行自体移植的患者诱导化疗时应避免使用干细胞毒性药物,如亚硝脲类和烷化剂。避免采用含美法仑的方案,可采用的方案有 VAD、

DVD,以及沙利度胺、来那度胺、硼替佐米(蛋白酶体抑制剂)、地塞米松等药物组合的方案。一般给予4个疗程后进行干细胞采集。

表 5-3　多发性骨髓瘤常用的化疗方案

方案	药物	剂量	用法	
MP	美法仑	10 mg/(m² · d)	口服　第1~4天	每4~6周重复
	泼尼松	2 mg/(kg · d)	口服　第1~4天	
MPT	美法仑	0.25 mg/(kg · d)	口服　第1~4天	第6周重复
	泼尼松	2 mg/(kg · d)	口服　第1~4天	
	沙利度胺	400 mg/d	口服　持续	
VMP	美法仑	9 mg/(m² · d)	口服　第1~4天	第6周重复
	泼尼松	60 mg/(m² · d)	口服　第1~4天	
	硼替佐米	1.3 mg/(m² · d)	静脉注射　第1,4,8,11,22,25,29,32天	
VAD	长春新碱	0.4 mg/(m² · d)	静脉注射　第1~4天	每4周重复
	多柔比星	9 mg/(m² · d)	静脉注射　第1~4天	
	地塞米松	40 mg/d	口服　第1~4,9~10,17~20天	

表 5-4　多发性骨髓瘤疗效标准

疗效	标准
完全缓解(CR)	血清/尿蛋白免疫固定电泳阴性
	骨髓浆细胞不超过5%
	软组织浆细胞瘤消失
部分缓解(PR)	血清 M 蛋白减少≥50%
	24 小时尿 M 蛋白减少≥90%或尿 M 蛋白<100 mg/24 h
	软组织浆细胞瘤缩小≥50%

(2)造血干细胞移植:自体移植尽管无法治愈多发性骨髓瘤,但显著提高完全缓解率,延长无病生存期,移植相关死亡仅1%~2%。尽管随着新药硼替佐米、来那度胺应用于多发性骨髓瘤的完全缓解率显著提高,但前期研究显示硼替佐米治疗后进行自体移植能进一步提高患者的完全缓解率。单次移植后获得完全缓解或接近完全缓解的患者不需要再次移植,移植后获得部分缓解的患者可从第2次自体移植中获益。自体移植大剂量化疗的常用方案为美法仑200 mg/m²。长期随访结果显示自体移植10年生存期约20%,10%的患者仍保持完全缓解。

2.不进行自体移植患者的治疗

MP 方案为 40 年来初治老年患者的一线化疗方案,完全缓解率为 1%～5%,中位生存期 3 年左右。在 MP 方案基础上加入沙利度胺、来那度胺或硼替佐米,完全缓解率增至 20%～30%,生存期明显延长,但血液学、神经毒性也明显增加。不含美法仑的方案如 VAD、DVD、沙利度胺/地塞米松、硼替佐米/地塞米松等也可用于一线或复发耐药后的二线治疗。IFN-α 和糖皮质激素可用于常规化疗或移植后患者的维持治疗,但荟萃分析显示患者获益不大。

3.异基因移植

由于受到患者年龄、体力状态、并发症以及骨髓配型相合供者的限制,适合进行异基因移植的患者人群很少。尽管异基因移植具有根治多发性骨髓瘤的可能,但移植相关死亡率高达26%～50%,因此不作为首选治疗。对于原发耐药和自体移植后复发的患者,异基因移植可以作为一个选择。非清髓性异基因移植由于降低预处理方案的强度,移植相关死亡明显降低,欧洲骨髓移植协作组报告了 229 例患者的治疗结果,3 年的总生存和无进展生存分别为 41% 和 21%。

4.并发症处理

骨损害患者可以给予双膦酸盐治疗,止痛药难以控制的骨痛或承重骨的严重骨损害加以局部骨放射治疗。高钙血症为肿瘤急症,相应给予扩容、利尿、双膦酸盐、糖皮质激素和降钙素处理。肾损害患者避免使用肾毒性药物、非甾体抗炎药和静脉造影剂,保证入量和尿量,骨髓瘤相关的肾功能不全经过化疗后肾功能可以改善。出现症状的高黏滞综合征及时进行血浆置换术清除 M 蛋白。贫血患者可以加用促红细胞生成素。反复发作严重感染的患者应静脉给予 γ-球蛋白。

十、预后

本病目前仍为不可治愈的疾病。根据患者的年龄、预后指标、并发症和治疗方案的不同,中位生存期为3～6年。自体造血干细胞移植的 7 年生存率约40%,10 年生存率约 20%,但未观察到平台期。ISS 分期为重要的临床预后指标,细胞遗传学的不良预后指标主要有 13 号染色体缺失、亚二倍体、t(4;14)和t(14;16)。

第六章 女性泌尿生殖系统肿瘤

第一节 外 阴 癌

外阴癌发病率不高,占所有女性恶性肿瘤的 1% 以下,占女性生殖道原发性恶性肿瘤的 3%~5%。外阴癌多见于老年人,近年来发病人群趋向年轻化,<40 岁的患者占 40%。约 80% 的原发性外阴癌为鳞状细胞癌,其他包括恶性黑色素瘤、基底细胞癌、疣状癌、Paget 病、腺癌、前庭大腺癌、肉瘤及其他罕见的外阴恶性肿瘤等。虽然外阴癌位于体表易于早期发现,但传统观念常常拖延了患者就诊的时机。而且由于多数患者伴有长期的外阴良性疾病史或合并其他妇科疾病,临床上容易误诊。对外阴癌的治疗强调个体化和综合治疗。近年来,随着对外阴癌认识的深入和放、化疗的发展,手术范围趋于缩小,重视保留外阴的生理功能,减轻术后患者生理及心理上的创伤。综合应用放疗及化疗,在提高疗效的同时,可有效改善患者的生活质量。外阴癌患者的 5 年生存率为 52%~85%,预后与腹股沟淋巴结是否转移密切相关。由于发病率低,病例数较少,临床随机研究很少,对外阴癌的治疗方式需要更进一步的研究。

一、病因

流行病学调查发现,外阴癌可分为 HPV 感染相关性和非相关性两大类。

(1)与 HPV 感染有关的外阴癌患者:多为年轻妇女,可能有外阴湿疣的病史,吸烟可能是这一类外阴癌发病的危险因素。外阴癌患者的 HPV 感染以 HPV16、18、31 型多见,这类患者的病理类型多为鳞癌。

(2)与 HPV 感染无相关性的外阴癌患者:多为老年妇女,无吸烟史,与外阴的慢性营养障碍,如外阴硬化性苔藓、外阴增生性营养障碍等有关,可合并有外阴上皮内瘤样病变(VIN)。肥胖、高血压、糖尿病、免疫功能低下可能与这类外阴癌的发生有一定关系,但并非独立的危险因素。

对有上述危险因素者,特别是有外阴硬化性苔藓或 VIN,以及生殖道其他部位恶性肿瘤的患者应定期检查外阴,必要时可进行阴道镜检查进一步评估。

二、临床变现

外阴癌多见于绝经后妇女。一些患者有外阴前驱病变的病史,如外阴硬化萎缩性苔藓、外阴增生性营养障碍等。最常见的症状是外阴瘙痒、局部肿块或溃疡,可伴有疼痛、出血、排尿困难及阴道排液,少部分患者可没有任何症状。

根据病灶部位分为中线型和侧位型,前者包括位于阴道口、尿道口、肛门、会阴后联合及会阴体的病灶,后者包括位于大小阴唇的病灶。可表现为单个或多发结节、菜花样肿物或浸润性溃疡。最多见的部位是大阴唇,其次是小阴唇、阴蒂、会阴体,可累及肛门、尿道和阴道。可出现一侧或双侧腹股沟淋巴结的肿大,甚至溃疡。

妇科检查时应注意外阴肿物的部位、大小、质地、活动度、与周围组织的关系,注意双侧腹股沟区是否有肿大的淋巴结。并应仔细检查阴道、子宫颈、子宫及双侧附件区,以排除其他生殖器官的转移瘤。

三、病理诊断

对体检发现的任何外阴病变在治疗前均应行活检,病理确诊。活检组织应包括病灶、病灶周围的皮肤和部分皮下组织。推荐在局麻下行病灶切取活检(楔形切除或使用 Keyes 活检器),多发病灶需从各病灶多处取材。活检明确浸润深度后进一步确定手术范围。对较小的病灶不宜先行切除,先行活检明确肿瘤浸润深度以便确定手术范围,如活检病变间质浸润深度≥1 mm,病灶直径≥2 cm,须行局部广泛切除术完整切除病灶,进行连续切片以正确评估浸润深度,若浸润深度不超过 1 mm,不需后续治疗。

外阴上皮内瘤变在某些情况下被认为是外阴癌的癌前期病变,其分类多年来一直有所变化。2004 年国际外阴阴道疾病研究协会(ISSVD)公布的分类中不再使用 VIN_1,而 VIN_2 及 VIN_3 则统一简称为 VIN,并将 VIN 分为以下几种:①寻常型 VIN(疣状,基底细胞样和混合型),其中多数病例与 HPV 感染相关。②分化型 VIN,主要见于年长妇女,常与硬化性苔藓和(或)鳞状上皮过度增生相关。

在 2015 年公布的最新分类中,ISSVD 将 VIN 分为以下几种:①外阴低级别上皮内瘤变(LSIL),包括扁平湿疣或 HPV 感染的表型。②外阴高级别上皮内瘤变(HSIL),包括寻常型外阴上皮内瘤变(uVIN)或 HPV 感染相关的外阴上皮内瘤变。③分化型外阴上皮内瘤变(dVIN),通常是 HPV 感染非相关性的外阴上皮内瘤变,具有外阴癌发病的高风险因素,最终可进展为浸润性外阴癌。

病理报告应包括以下内容。①肿瘤浸润深度:必要时进行连续切片确定浸润的深度,以协助制订进一步治疗方案。②病理组织学类型:鳞状细胞癌是外阴癌最常见的类型,其次为恶性黑色素瘤、基底细胞癌、Paget 病、疣状癌、腺癌、前庭大腺癌、肉瘤等。③组织病理学分级(G)。G_x:分级无法评估;G_1:高分化;G_2:中分化;G_3:低分化。④脉管间隙受累:若肿瘤呈浸润性生长或有淋巴血管间隙受累,则局部复发率较高,预后较差。⑤手术后的病理报告应包括转移淋巴结的数量、转移灶大小,及是否有囊外扩散。

四、辅助检查

(1)子宫颈涂片细胞学检查。

(2)阴道镜检查:了解子宫颈和阴道是否同时发生病变,如子宫颈上皮内病变或阴道上皮内瘤变(VAIN)。

(3)盆腔和腹腔 CT/MRI 检查:有助于了解相应部位的淋巴结及周围组织器官受累的情况。

(4)对晚期患者,可通过膀胱镜、直肠镜了解膀胱黏膜或直肠黏膜是否受累。

(5)对临床可疑转移淋巴结或其他可疑转移病灶必要时可行细针穿刺活检。

(6)建议常规行子宫颈及外阴病灶 HPV-DNA 检测及梅毒抗体检测。

五、分期

1994 年国际妇产科联盟(FIGO)修订的外阴癌手术-病理分期存在着一些问题,如仅依据临床检查评估腹股沟淋巴结有无转移,准确性不高;以病灶大小是否超过 2 cm 区分Ⅰ期和Ⅱ期,预后无差别;而同为Ⅲ期的患者预后差别却甚大,且没有考虑转移淋巴结的数量、大小和淋巴结囊外受累的情况等。2009 年5 月,FIGO 公布了再次修订后的外阴癌分期。

(1)Ⅰ期:肿瘤局限于外阴,淋巴结无转移。

(2)I_A 期:肿瘤局限于外阴或会阴,最大直径≤2 cm,间质浸润≤1.0 mm。

(3)I_B 期:肿瘤最大径线＞2 cm 或局限于外阴或会阴,间质浸润＞1.0 mm。

(4)Ⅱ期:肿瘤侵犯下列任何部位。下 1/3 尿道、下 1/3 阴道、肛门,淋巴结无转移。

(5)Ⅲ期:肿瘤有或(无)侵犯下列任何部位。下 1/3 尿道、下 1/3 阴道、肛门,有腹股沟-股淋巴结转移。

(6)ⅢA 期:1 个淋巴结转移(≥5 mm),或 1~2 个淋巴结转移(<5 mm)。

(7)ⅢB 期:≥2 个淋巴结转移(≥5 mm),或≥3 个淋巴结转移(<5 mm)。

(8)ⅢC 期:阳性淋巴结伴囊外扩散。

(9)Ⅳ期:肿瘤侵犯其他区域(上 2/3 尿道、上 2/3 阴道)或远处转移。

(10)ⅣA 期。肿瘤侵犯下列任何部位:上尿道和(或)阴道黏膜、膀胱黏膜、直肠黏膜或固定在骨盆壁或腹股沟-股淋巴结出现固定或溃疡形成。

(11)ⅣB 期:任何部位(包括盆腔淋巴结)的远处转移。

新分期的变化有以下几点。①病灶局限于外阴,无淋巴结转移,不论病灶大小都归为Ⅰ期。而ⅠA 和ⅠB 期的区别不仅有浸润深度的不同(1.0 mm 为界);还有肿瘤大小的区别(2 cm 为界)。②Ⅱ期的标准也要求淋巴结阴性,不论肿瘤大小,如果侵犯了邻近会阴组织,包括尿道下1/3、阴道下 1/3 或肛门就属于Ⅱ期,而这种情况在 1994 年的分期中属于Ⅲ期。③Ⅲ期最基本的诊断标准是腹股沟淋巴结阳性,而不论肿瘤大小和有无邻近会阴组织受累。并且,根据淋巴结转移的数量和转移灶的大小,以及有无囊外扩散,Ⅲ期又分 A、B、C 3 个亚分期。④ⅣA 期增加了"上 2/3 阴道受侵"的情况。此外,重要的改变是依据转移淋巴结的状态(如固定或溃疡形成),而不再是依据侧别(双侧淋巴结转移)诊断ⅣA 期。

六、治疗

(一)VIN 的处理

近年来,VIN 的发病率在性生活活跃的年轻妇女中渐趋增加。VIN 的自然病史尚不完全确定,有一定的恶变潜能,有 2%~4% 进展为浸润癌,但约有 38%的 VIN 可以自行消退。在治疗前应通过多点活检确定病变是否完全为上皮内瘤样病变。

1.外阴 LSIL 的处理

(1)定期观察:大多数外阴 LSIL 可自行消退,可以定期行阴道镜检查。如果无明显症状且病变未发生变化,可暂不予治疗。

(2)对有症状者,可选择外用药物,如氟尿嘧啶软膏、咪喹莫特软膏等,或激光治疗。

2.外阴 HSIL 和 dVIN 的处理

多采用外阴表浅上皮局部切除术,切缘超过病灶外 0.5～1 cm 即可,注意保存外阴基本的解剖构型。由于阴蒂较少受累,故一般都能保留阴蒂及其正常功能,这对于年轻妇女尤为重要。如果病变累及小阴唇或阴蒂,则更多采用激光气化或部分切除。如病变较广泛或为多灶性,可考虑行外阴皮肤切除术。这种方法切除了病变处的表皮层及真皮层,保留了皮下组织,尽量保留阴蒂,从而保留了外阴的外观和功能。必要时植皮。可使用咪喹莫特药物治疗,有研究报道使用该药物治疗缓解率可达 35%～81%。

应该向患者说明,即使切除了病变,仍有复发的可能,而复发并不一定就是治疗的失败。妇科医师应向患者清楚解释这种疾病的性质特点,以及病变本身的自然病史,并告知随访检查的重要性。

(二)外阴浸润癌的处理

1.治疗原则

外阴癌的治疗必须遵循治愈疾病和最大程度保留正常组织的原则,按照原发病灶位置及是否侵犯;邻近器官(尿道、阴道、肛门直肠),以及腹股沟淋巴结的情况,进行个体化治疗方案的设计。对于局部晚期患者,更要分别考虑原发病灶和腹股沟淋巴结的情况,再制定适宜的整体治疗方案,以期最大可能治愈患者和最小的治疗相关性并发症。

(1)手术治疗:外阴癌的治疗以手术治疗为主,强调个体化、多学科综合治疗。手术为首先考虑的治疗手段,传统的手术方式是广泛的全外阴切除及腹股沟淋巴结清扫术,有时还附加盆腔淋巴结清扫术。长期以来,这种传统的手术方式普遍应用于各种不同期别及不同组织学类型的外阴癌,虽取得了较好的治疗效果,但这种不加选择的广泛切除方式给患者造成的创伤较大,大多数患者手术伤口不能一期愈合,需要长期换药或植皮,伤口愈合后其瘢痕形成使外阴严重变形,对性生活或心理影响较大。此外,老年患者对这种创伤性较大的手术耐受性差,易发生各种并发症。手术后出现的下肢淋巴水肿也给患者带来很大的困扰,严重影响患者的生活质量。近年来研究发现,手术范围趋于缩小的改良手术方式并不影响早期患者的预后,对晚期患者应重视与放疗、化疗相结合的综合治疗。

(2)放疗:是外阴癌综合治疗的重要组成部分,一般用于外阴病灶侵犯邻近器官、如果直接手术需行改道患者的术前治疗,但不作为早期外阴癌的首选治疗。研究表明,对淋巴结转移患者进行术后腹股沟区及盆腔放疗可改善生存,减少复发。外阴肿瘤大或侵及尿道、肛门者,放疗后部分患者仍需切除残留病灶或瘤床,可保留尿道和肛门括约肌功能。少数由于心、肝、肾功能不全而不宜接受手术治疗的患者,或因肿瘤情况无法手术治疗的患者,可选择全量放疗。

(3)抗癌药物治疗。化疗在外阴癌治疗中的地位尚存在一定争议,其应用主要有以下几个方面:①作为手术前的新辅助治疗,缩小肿瘤以利于后续的治疗;②与放疗联合应用治疗无法手术的患者;③作为术后的补充治疗,可单独使用或与放疗联用;④用于复发患者的治疗。由于外阴癌发病率低,病例数少,化疗对外阴癌的作用尚缺乏高级别循证医学的证据。

2.外阴微小浸润癌(I_A期)的处理

外阴微小浸润癌定义为肿瘤直径≤2 cm及浸润深度≤1 mm的单个外阴病灶。应行外阴广泛性局部切除术。通常不需要切除腹股沟淋巴结。

3.早期外阴癌的处理

早期外阴癌被定义为肿瘤局限于外阴,未侵犯邻近器官,且临床无可疑淋巴结转移者。

(1)原发病灶的治疗:尽可能手术切除原发病灶。如果病变局限,推荐采用外阴广泛性局部切除术。手术切除范围应包括癌灶周围至少1 cm宽的外观正常的组织,深度应至尿生殖膈下筋膜,达阔筋膜及耻骨联合筋膜水平。如果癌灶在阴蒂部位或其附近,则应切除阴蒂。研究表明,与传统外阴广泛切除术相比,此保守性术式在预防局部复发方面疗效相当,可减少术后对患者性心理的影响。如果同时存在 VIN 或硬化性苔藓,应该切除病变部位的表浅皮肤组织以控制症状;若怀疑有潜在的浸润性病灶,则切除深度同浸润癌。

对病灶较大(>4 cm)特别是病灶靠近尿道或肛门的病例,可根据具体情况选择以下治疗:①经评估无须改道手术的患者可直接进行相对广泛的手术。例如在估计不会引起尿失禁的情况下可以切除尿道远端1 cm。若手术切缘邻近癌灶(≤5 mm),又无法再行扩大切除,术后应补充局部放疗。某些病例可加用近距离放疗阳性切缘,但应注意避免组织坏死的出现。②如果手术需行肠管造瘘或尿路改道,可先行放疗和同期化疗,以期使保留尿道和肛门成为可能。若计划手术治疗,术前放疗剂量不宜超过 55 Gy。部分患者同期放化疗后可能达到完全缓解。同期放化疗时常用的化疗药物为 DDP、5-FU、BLM、丝裂霉素(MMC)等。用药途径可选择静脉化疗或动脉灌注化疗。可单用顺铂,剂量为每周 30～40 mg/m²。也可选用铂类为基础的联合化疗,在放疗过程的第1周及第4周给药。

（2）腹股沟淋巴结的切除：腹股沟区复发者病死率非常高，适当的腹股沟和股淋巴结切除术是减少早期外阴癌病死率的重要影响因素。其处理原则如下。

同侧腹股沟、股淋巴结切除：适用于侧位型肿瘤（距中线＞2 cm），包括间质浸润深度＞1 mm 的 T_1 期和所有 T_2 期。

双侧腹股沟、股淋巴结切除：适用于中线型肿瘤，累及小阴唇前部的肿瘤，或一侧病灶较大的侧位型肿瘤，尤其是同侧淋巴结阳性者。

术中发现可疑肿大淋巴结并经冷冻病理检查证实淋巴结阳性者，建议仅切除增大的淋巴结，而避免系统的淋巴结切除术，术后给予腹股沟和盆腔放疗。因为系统的腹股沟股淋巴结切除术加上术后放疗可能导致严重的下肢淋巴水肿。

推荐同时切除腹股沟淋巴结和股淋巴结。股淋巴结位于卵圆窝内股静脉的内侧，切除股淋巴结时不必去除阔筋膜。

对病灶位于阴蒂或阴蒂周围者，目前多行三切口切除术，将外阴切除与腹股沟淋巴结切除分开进行，在外阴和腹股沟之间留下皮肤间桥，可明显改善伤口愈合，早期患者皮肤间桥处的复发率也很低。也可选择传统的外阴和腹股沟整块切除方法，但应保留浅筋膜上方的皮下组织。这种方法术后伤口愈合时间长，常需皮瓣移植处理。

建议行腹股沟淋巴结切除术时保留大隐静脉，有助于减少术后伤口的炎症及下肢水肿。同时行缝匠肌移位有助于保护股管，减少术后可能发生的损伤。

对肿瘤直径＜4 cm 的早期外阴鳞状细胞癌，临床检查（体检及影像学检查）未发现明显转移的腹股沟淋巴结，未做过外阴手术的患者，可考虑探索应用前哨淋巴结（SLN）检测技术，预测腹股沟淋巴结是否转移，可减少对无淋巴结转移的患者的腹股沟淋巴结清扫及相关并发症。联合使用蓝染料和放射性核素法有更高的敏感性。单用蓝染料检测外阴癌 SLN 方法简单，不需要特殊设备，但 SLN 检出率比联合两种方法为低。建议用 3～4 mL 染料于肿瘤周围真皮层内 4 个位点注射，注射后 15～30 分钟探查切除前哨淋巴结，然后再进行外阴病灶切除。外阴癌 SLN 检测技术要求手术医师有足够的训练和经验，并且要对病例进行选择，排除一些可能影响 SLN 检出率的因素（如肿瘤体积过大、术前曾行放疗或病灶切除活检等）。此外，SLN 检测有一定的假阴性率（即 SLN 无转移，而非 SLN 的淋巴结出现转移）。文献报道，外阴癌 SLN 的假阴性率为 0～4%。SLN 假阴性的发生可能与肿瘤的部位、分期、患者肥胖、病理检查方法、术者经验等有一定关系。如果未找到前哨淋巴结，建议行腹股沟淋巴结清扫术。前哨淋巴结阴性患者可选择观察，阳性患者可选择术后放疗±同期化疗。

（3）术后补充或辅助治疗。

腹股沟淋巴结转移的补充治疗：手术后病理检查发现腹股沟淋巴结转移的患者，应考虑给予补充盆腔和腹股沟区放疗，区域放疗的效果优于盆腔淋巴结切除术。术后放疗指征包括：①单个部位明显转移；②淋巴结囊外扩散；③多个部位微转移。术后病理检查发现仅有 1 处微转移者可考虑不进行辅助放疗。放疗剂量根据病变范围和残余病灶来确定。腹股沟淋巴结仅为镜下转移者，放疗剂量为 50 Gy；如果多个淋巴结阳性，或有囊外扩散，或有血管淋巴间隙受累者，应给予 60 Gy；如果有大块残余病灶，剂量需增加至 60～70 Gy。

术后原发病灶的补充治疗：手术切缘阳性或手术切缘距肿瘤边缘太近（<5 mm）患者可行术后外照射，剂量为每 4～5 周 40～50 Gy。术后放疗开始时间与手术间隔不宜超过 6 周；如仍有足够切除范围（不必行改道手术）者也可考虑补充手术治疗。脉管有癌栓、大肿瘤患者术后可考虑辅助放疗，但缺乏高级别循证医学证据。

术后的辅助化疗：对早期外阴鳞癌患者，手术后一般不需要化疗。但对外阴病灶较大（如>4 cm）的非鳞癌（如腺癌或肉瘤）患者，术后应考虑给予 3～4 个疗程的联合化疗。根据病理类型酌情选择化疗方案。对腺癌可选择铂类为基础的化疗方案，对肉瘤可选择异环磷酰胺＋多柔比星方案等。因这些病例罕见，没有更多的循证医学证据。

4.晚期外阴癌的处理

晚期外阴癌定义为肿瘤侵犯超出外阴，或者临床体检腹股沟淋巴结有明显阳性表现者。对晚期患者，多种方法的综合治疗非常重要。与早期外阴癌的处理有所不同，对晚期病例在进行任何治疗前应先了解腹股沟淋巴结的状态，原发外阴病灶的处理应在腹股沟淋巴结切除之后进行。

（1）腹股沟淋巴结的处理：如果在腹股沟区未发现可疑阳性的淋巴结（体检及 CT、MRI 等影像学检查），应行双侧腹股沟和股淋巴结切除术。如果最后病理检查淋巴结阳性，术后应给予腹股沟区和盆腔区辅助放疗（参考早期外阴癌淋巴结转移的处理），如果未发现淋巴结转移可不用放疗。如果临床检查发现腹股沟淋巴结肿大、可疑有转移者，应考虑先行盆腔 CT 检查，以确定腹股沟和盆腔淋巴结切除的范围，并尽可能切除所有增大的腹股沟淋巴结，行快速冷冻切片病理检查。对冷冻病理检查淋巴结阴性者，行系统的腹股沟、股淋巴结切除术，如果最后的病理检查淋巴结阳性，术后给予辅助放疗（参考早期外阴癌淋巴结转移的处理）。对冷冻病理检查或术前已明确淋巴结转移者，建议仅切除增大的淋巴结,而避免系统的淋巴结切除术,术后给予腹股沟和盆腔放疗。如果腹股沟淋巴结固定或出现溃疡,侵犯肌肉或股血管,评估不适宜手术切除者,应取活检进行确诊,然后行放疗。可考虑与外阴病灶同时进行同期放疗。部分病例放疗后可再行淋巴结切除术。对腹股沟淋巴结阳性的患者,术后的辅助放疗宜尽早施行。

(2)原发肿瘤的处理:如果估计可完整切除原发肿瘤使切缘阴性,且不损伤括约肌造成大小便失禁的,可以先考虑手术切除(如全外阴广泛切除或改良外阴广泛切除),病灶较大者切除术后通常需要邻近皮瓣转移或带蒂游离皮瓣移植修复创面。若手术切缘邻近癌灶(<5 mm),又无法再行扩大切除,术后应补充局部放疗。某些病例可加用近距离放疗阳性切缘,但应注意避免组织坏死的出现。如果估计手术需行肠管造瘘或尿路改道者,可先行放疗和(或)同期化疗,部分患者同期放化疗后行残留肿瘤或瘤床切除术。如果无法手术切除,可行根治性放疗加同期化疗。放射野包括原发病灶、腹股沟及盆腔淋巴结区域。总剂量一般需 50~60 Gy。对大块外阴病灶,放疗剂量需要 60~70 Gy 才能达到局部控制。少数患者在放疗后密切随访 6~12 周,如仍有肿瘤残留,可考虑手术切除残留病灶。

(3)辅助化疗:化疗多作为手术或放疗的辅助治疗,也是对ⅣB期患者常需采用的治疗方法。常用的化疗方案如下。①顺铂:30~40 mg/m²,每周 1 次,5~6 次,与放疗同期进行。②联合化疗:疗程数视具体情况而定,可选择 FP 方案(5-FU+DDP)、PMB 方案(DDP+BLM+MTX)、FM 方案(5-FU+MMC)等,每 3~4 周重复。可与放疗同期进行,或在手术后、放疗后进行。

5.复发性外阴癌的治疗

外阴浸润性鳞癌复发率为 15%~33%。外阴局部为最常见的复发部位(约占 70%)。外阴癌局部复发一般需再次行手术治疗,治疗方案及疗效取决于复发的部位和范围。

(1)近半数的复发病灶是外阴的孤立病灶,可以再次手术切除。整形外科手术技术使得复发性外阴癌特别是较大的复发病灶得以切除,各种包括肌肉皮瓣移植在复发性外阴癌的手术中已广泛应用。不能手术者行局部放疗,每 5~6 周 50~60 Gy。如果局部皮肤反应明显,可照射 30~40 Gy 后休息 2~3 周,再继续治疗。必要时可加用组织间插植放疗。

(2)阴道有浸润时,可加用阴道后装放疗。如果既往已接受足量放疗,无法接受再程放疗者,可考虑手术切除。但这类情况手术难度大,需要充分考虑切除后的重建和改道手术。

（3）腹股沟区复发的病例预后差，少有长期生存的病例。放疗联合手术治疗可用于腹股沟区复发患者的治疗，应根据以往的治疗情况来权衡利弊，选择治疗手段。

（4）远处复发较难控制，有效的化疗药物为顺铂、甲氨蝶呤、环磷酰胺、博来霉素和丝裂霉素等。然而，化疗的反应率低且疗效只能维持较短时间。若化疗过程肿瘤进展或为铂类化疗后复发者，可考虑用紫杉醇、吉西他滨、拓扑替康、长春瑞滨等。

七、特殊类型的外阴肿瘤

（一）外阴黑色素瘤

（1）发病居外阴恶性肿瘤的第 2 位，恶性程度较高，较早出现远处转移，易复发。

（2）对外阴色素性病变应通过活组织检查进行病理确诊。

（3）外阴黑色素瘤的治疗原则与其他外阴恶性肿瘤相同，采用外阴广泛局部切除术，手术切缘应离开病变至少 1 cm。根治性外阴切除与之相比较对改善外阴黑色素瘤的预后似乎作用不大。

（4）淋巴结切除术的意义还有争议，有研究表明选择性淋巴结切除对生存有益。

（5）免疫治疗在黑色素瘤的辅助治疗中占有较为重要的地位。根治性手术后的辅助治疗应首选免疫治疗。可选用 α-干扰素（术后每天用 2 000 万单位/毫升，静脉注射；4 周后改为每天 1 000 万单位/毫升，皮下注射，3 次/周，共 48 周）等。

（6）黑色素瘤对化疗不敏感，化疗一般用于晚期患者的姑息治疗。常用药物为达卡巴嗪，也可选用替莫唑胺、沙利度胺等。

（二）前庭大腺癌

（1）发生在前庭大腺的恶性肿瘤可以是移行细胞癌或鳞状细胞癌，也可以是发生于导管或腺体本身的腺癌，囊腺癌、腺鳞癌亦有报道。

（2）通常在已经有较长病史的前庭大腺囊肿切除后才作出诊断。

（3）根治性外阴切除术和双侧腹股沟淋巴切除一直是前庭大腺癌的标准治疗方法。早期病灶可采用一侧外阴的根治性切除术和同侧腹股沟淋巴切除。

（4）对于瘤体较大者，术后放疗可以减少局部复发。如果同侧腹股沟淋巴结阳性，双侧腹股沟和盆腔淋巴结区的放疗可以减少区域复发。

（5）对于腺样囊性病变，可仅行根治性局部切除术。切缘阳性或神经束膜浸润者术后辅助局部放疗。

(三)外阴 Paget 病

外阴 Paget 病分为Ⅰ型、Ⅱ型两类。Ⅰ型外阴 Paget 病起源于皮肤,又可分为 3 个亚型:Ⅰa 型为原发的上皮内 Paget 病;Ⅰb 型为有潜在侵袭可能的上皮内瘤变;Ⅰc 型为皮肤附属器或外阴腺体来源的隐匿性腺癌。Ⅱ型外阴 Paget 病则为非皮肤起源。

(1)绝大多数外阴 Paget 病是上皮内病变,属 VIN₃,偶尔会表现为浸润性腺癌。该病主要发生于围绝经期或绝经后妇女。大多数患者主诉外阴不适和瘙痒,体检常呈湿疹样外观。确诊需活检。

(2)上皮内 Paget 病需要进行表浅局部切除术。由于潜在的组织学改变常超过临床可见的病变范围,确定一个清楚的手术切除范围非常困难。术后再出现症状或病灶明显时可再行手术切除。

(3)病变侵犯或扩散到尿道或肛门时,处理非常困难,可能需要激光治疗。

(4)如果是潜在腺癌,对浸润部分必须行根治性局部切除术,切缘至少离开病灶边缘 1 cm。单侧病变至少应行同侧腹股沟淋巴结切除术,术后是否辅助放疗有争议。

(5)对复发性 Paget 病的治疗仍以手术切除为主。激光治疗对肛周复发是一种好的选择。

(四)外阴肉瘤

肉瘤占外阴恶性肿瘤的 1‰~2‰,包含了一系列异源性的肿瘤类型。平滑肌肉瘤是最常见的组织学类型,其他类型包括纤维肉瘤、神经纤维肉瘤、脂肪肉瘤、横纹肌肉瘤、血管肉瘤、上皮样肉瘤及恶性神经鞘瘤。总的 5 年生存率约为 70%。

(1)外阴肉瘤首选的治疗为根治性局部切除术,淋巴转移并不常见。辅助性放疗可用于高级别肉瘤和局部复发的低级别肉瘤。

(2)平滑肌肉瘤常表现为肿大、疼痛的肿块,大阴唇为平滑肌肉瘤的好发区。

(3)发生于外阴的上皮样肉瘤极少。然而,外阴上皮样肉瘤生物学行为比生殖器外的上皮样肉瘤具有更强的侵袭性。早期就呈局部扩张性生长、局部复发、淋巴结转移和远处转移的倾向。治疗方案为根治性肿瘤切除,并至少切除患侧腹股沟淋巴结。可辅助放疗,上皮样肉瘤对全身治疗不敏感。

(4)原发于外阴的横纹肌肉瘤少见,多发生于儿童和少年。组织学亚型包括胚胎型、葡萄状和肺泡/未分化型。治疗方案为化疗(长春新碱/放线菌素 D±环磷酰胺±多柔比星),并在化疗前/后手术治疗,可辅助放疗。女性生殖道横纹肌肉瘤预后好,5 年生存率为 87%。

八、随访

外阴癌局部复发如能及时发现、及时治疗,预后较好。因此,长期的随访是必要的,建议随访间隔如下:①第 1 年,每 1～3 个月 1 次;②第 2～3 年,每 3～6 个月 1 次;③3 年后,每年 1 次。

第二节　阴道恶性肿瘤

阴道恶性肿瘤分为原发性及继发性两种,以继发性多见,可由邻近器官直接蔓延或经血道及淋巴道转移而来。而原发性阴道癌是最少见的妇科恶性肿瘤,占女性生殖器官恶性肿瘤的 1% 左右。原发性阴道恶性肿瘤的组织病理学,85%～95% 为鳞癌,其次为腺癌(10%),阴道黑色素瘤及肉瘤等更为少见。鳞癌和黑色素瘤多见于老年妇女,腺癌好发于青春期,而内胚窦瘤和葡萄状肉瘤则好发于婴幼儿。

一、病因

原发性阴道癌发病的确切原因不详,可能与下列因素有关。

(1)HPV 感染:一项病例对照研究显示,在 80% 的阴道原位癌和 60% 的阴道鳞癌中可检测到 HPV-DNA。与外阴癌相似,年轻女性 HPV 感染与阴道癌发生的关系更为密切。但 HPV 感染与 VAIN 和阴道浸润癌的关系有待进一步研究。

(2)长期阴道异物对黏膜的刺激或损伤,如使用子宫托。

(3)年轻女性发生阴道腺癌,与其母亲在妊娠期间服用雌激素有关。

(4)既往生殖道肿瘤病史,以子宫颈癌病史最多见。FIGO 指南中指出,近 30% 的阴道癌患者至少 5 年前有子宫颈原位癌或浸润癌治疗的病史。

(5)免疫抑制剂治疗、吸烟、多个性伴侣、过早性生活及子宫颈的放疗史,可能与阴道癌的发生有一定关系。

对有上述危险因素者,尤其是有子宫颈病变的患者,应定期行阴道涂片细胞学检查,必要时行阴道镜检查及活检。

二、临床表现

阴道上皮内瘤变或早期浸润癌可无明显的症状,或仅有阴道分泌物增多或接触性阴道出血。随着病情的发展,可出现阴道排恶臭液或阴道不规则流血,及尿频、尿急、血尿、排便困难和腰骶部疼痛等。晚期患者可出现咳嗽、咯血、气促或恶病质等。

妇科检查一般可窥见和扪及阴道腔内肿瘤,应仔细检查子宫颈及外阴,以排除继发性阴道癌。阴道上皮内瘤变或早期浸润癌灶可仅表现为阴道黏膜糜烂充血、白斑或呈息肉状。晚期病灶多呈菜花或溃疡、浸润状,可累及全阴道、阴道旁、子宫主韧带和宫骶韧带,亦可出现膀胱-阴道瘘、尿道-阴道瘘或直肠-阴道瘘,以及淋巴结肿大(如腹股沟、盆腔、锁骨上淋巴结的转移)和远处器官转移的表现。

三、病理诊断

对阴道壁的明显新生物可在直视下行病理活检确诊。对阴道壁无明显新生物,但有异常表现,如充血、糜烂、弹性不好乃至僵硬者,则应行阴道细胞学检查,并借助阴道镜定位活检,注意阴道穹隆,因为部分 VAIN 患者可在该处发现隐蔽的癌灶。若肿瘤位于黏膜下或软组织中,可行穿刺活检。

原发性阴道癌发病率低,在确诊本病时应严格排除继发性癌,需遵循的诊断原则为:①肿瘤原发部位在阴道,除外来自女性生殖器官或生殖器官以外肿瘤转移至阴道的可能;②如肿瘤累及子宫颈阴道部,子宫颈外口区域有肿瘤时,应归于子宫颈癌;③肿物局限于尿道者,应诊断为尿道癌。

四、临床分期

阴道癌 FIGO 分期。

(1)Ⅰ期:肿瘤局限于阴道壁。

(2)Ⅱ期:肿瘤已累及阴道旁组织,但未达骨盆壁。

(3)Ⅲ期:肿瘤扩展至骨盆壁。

(4)Ⅳ期:肿瘤范围超出真骨盆腔,或侵犯膀胱黏膜或直肠黏膜,但黏膜泡状水肿不列入此期。

(5)$Ⅳ_A$ 期:肿瘤侵犯膀胱和(或)直肠黏膜,和(或)直接蔓延超出真骨盆。

(6)$Ⅳ_B$ 期:肿瘤转移到远处器官。

五、治疗

(一)治疗原则

由于解剖上的原因,阴道膀胱间隔及阴道直肠间隔仅 5 mm 左右,使手术及放疗均有一定困难,特别是对以前有盆腔放疗史的患者。本病发病率低,患者应集中在有经验的肿瘤中心治疗。阴道癌的治疗强调个体化,根据患者的年龄、病变的分期和阴道受累部位确定治疗方案。总的原则,阴道上段癌可参照子宫颈癌的治疗,阴道下段癌可参考外阴癌的治疗。

(二)阴道上皮内瘤变(VAIN)的治疗

(1)对阴道 HPV 感染或 $VAIN_1$ 级的患者一般不需给予特殊治疗,此类病变多能自行消退。

(2)局部药物治疗:用 5-FU 软膏或 5% 咪喹莫特软膏涂于阴道病灶表面,每周 1～2 次,连续 5～6 次为 1 个疗程,不良反应小。对病变范围大者,为避免广泛手术切除,尤其应首先考虑应用局部药物治疗。

(3)CO_2激光治疗对 VAIN 有较好的疗效,也适用于局部药物治疗失败的病例。

(4)放疗:对年老、体弱、无性生活要求的 $VAIN_3$ 患者,可采用腔内放疗。

(5)电环切除或手术切除治疗:对单个病灶可采用局部或部分阴道切除术,尤其是位于穹隆部的病灶。病灶广泛或多发者,可采用全阴道切除术,并行人工阴道重建。

(三)阴道浸润癌的治疗

1.放疗

放疗适用于 I～IV 期所有的病例,是大多数阴道癌患者首选的治疗方法。早期患者可行单纯放疗,晚期患者可行放疗加化疗。同期放化疗在阴道癌中研究仍较少,近期部分研究表明同期放化疗疗效优于单纯放疗。

(1)病灶表浅的 I 期患者可单用腔内放疗。

(2)对大病灶及III期患者,可以先行盆腔外照射 50 Gy,然后加腔内放疗,总剂量不少于70 Gy。有条件者推荐用适形调强放疗。

(3)病灶累及阴道下 1/3 者,可用组织间插植放疗,并行腹股沟淋巴结区放疗或手术切除淋巴结。

(4)年轻患者在根治性放疗前可行腹腔镜下双侧卵巢移位,同时全面探查盆腹腔,切除肿大、可疑的淋巴结。

(5)手术治疗后,若病理提示手术切缘阳性、盆腔淋巴结或腹主动脉旁淋巴结阳性,或脉管内有癌栓者,应补充术后放疗,根据具体情况选择外照射和(或)腔内放疗。

2.手术治疗

由于阴道浸润癌与周围器官的间隙小,如保留其周围的器官(膀胱、尿道和直肠),切除肿瘤周围组织的安全范围很小,很难达到根治性切除的目的。因此,阴道浸润癌手术治疗的应用受到限制。以下情况可考虑选择手术。

(1)对病灶位于阴道上段的Ⅰ期患者,可行广泛全子宫和阴道上段切除术,阴道切缘距病灶至少1 cm,并行盆腔淋巴结切除术。如果以前已切除子宫,行阴道上段广泛切除术和盆腔淋巴结切除术。

(2)对病灶位于阴道下段的Ⅰ期患者,可行阴道大部分切除术,应考虑行腹股沟淋巴结切除,必要时切除部分尿道和部分外阴,并行阴道中、下段成形术。

(3)如癌灶位于阴道中段或多中心发生者,可考虑行全子宫、全阴道切除及腹股沟和盆腔淋巴结清扫术,但手术创伤大,对这种病例临床上多选择放疗。

(4)对ⅣA期及放疗后中央型复发患者,尤其是出现直肠阴道瘘或膀胱阴道瘘者,可行前盆、后盆或全盆脏器去除术,以及盆腔和(或)腹股沟淋巴结清扫术。

3.辅助化疗

这方面的研究报道很少,辅助化疗的作用有待评价。对阴道非鳞癌患者,在根治性放疗或手术后可考虑给予3~4个疗程的联合化疗,可能有助于减少复发,特别是局部病灶较大时。

六、特殊类型的阴道恶性肿瘤

(一)阴道黑色素瘤

阴道黑色素瘤非常少见,大多数发生在阴道远端的前壁,多为深部浸润,易发生远处转移,预后极差,5年生存率仅为5%~21%。根治性手术切除(常需行盆腔廓清术)是主要的治疗方法,也可行较为保守的肿瘤局部广泛切除术,生存率似无差别。术后通常行辅助放疗。化疗的作用十分有限。术后应用大剂量干扰素可能有助于改善预后。

(二)阴道葡萄状肉瘤

阴道葡萄状肉瘤是来源于横纹肌母细胞的高度恶性肿瘤,常见于婴幼儿。临床表现为阴道排液、出血或阴道口肿物。

近年来,主张对阴道葡萄状肉瘤进行较为保守的手术,而强调进行术前或术后的辅助放化疗,因为患者接受广泛手术切除后的生存并不理想。如果病灶较小能完整切除,并能保全器官,可先行手术治疗。若肿瘤较大,应在术前给予化疗或放疗。化疗多选用长春新碱+放线菌素+环磷酰胺(VAC 方案)。放射野不宜扩大,因为放疗会严重影响骨盆的发育。

七、随访

建议随访间隔如下:①第 1 年,每 1~3 个月 1 次;②第 2~3 年,每 3~6 个月 1 次;③3 年后,每年 1 次。

第三节 子宫内膜癌

子宫内膜癌为女性生殖道常见恶性肿瘤之一,发达国家中发病率居女性生殖道恶性肿瘤首位,病死率居第 2 位。多见于老年妇女,高发年龄 50~60 岁,近年来年轻患者有增多趋势。由于人类寿命延长和肥胖人群增多,近二十年间子宫内膜癌发病率仍居高不下,而病死率也明显上升。病死率的上升除与老年、肥胖、内科并发症多等相关外,与晚期病例、高危组织类型增多及一些患者未能接受适宜诊治相关。目前对两种类型内膜癌的病理及基础研究已取得较大进展;临床手术、化疗、激素治疗亦积累了更多资料,临床研究更加深入;对年轻早期患者的保守治疗亦作了一定探索。但在治疗中对术前影像学评估的价值,术中肉眼及病理冷冻切片检查对肌层受累程度的判断的准确性,淋巴结切除范围等均尚存争议。为进一步改善预后,妇科肿瘤医师应进一步识别、区分高危子宫内膜癌患者,进行适宜治疗,以期降低病死率,达到最佳疗效。

子宫内膜癌多见于绝经后妇女(70%),围绝经期妇女占 20%~25%,<40 岁妇女约占 5%,发病与肥胖、雌激素持续增高、遗传等因素相关,询问病史时应重视以下高危因素。①肥胖、无排卵性不孕、不育、延迟绝经(52 岁以后绝经)。②代谢紊乱性疾病:糖尿病、高血压。③与雌激素增高有关的妇科疾病:多囊卵巢综合征、卵巢颗粒细胞瘤、子宫内膜增生或不典型增生史和子宫肌瘤有不规则出血者。④有使用外源性雌激素史者,特别是无孕激素对抗的雌激素替代

治疗,或长期应用他莫昔芬患者。⑤有癌家族史、多发癌及重复癌倾向者(乳腺癌、卵巢癌等),Lynch Ⅱ综合征。遗传性非息肉样结肠直肠癌患者其内膜癌发病危险为40%~60%等。

有高危因素的患者应密切随访,若有月经过多、阴道不规则出血等症状出现应行分段诊刮,明确诊断。Ⅱ型Lynch综合征患者亦可在完成生育任务后行预防性子宫切除术。

一、临床表现

(一)阴道出血

(1)绝经后阴道出血:绝经后阴道流血,为子宫内膜癌患者的主要症状,子宫内膜癌患者多为绝经后妇女,90%以上有阴道流血症状,绝经时间愈长,发生内膜癌的概率愈高。

(2)围绝经期妇女月经紊乱:约20%的内膜癌患者为围绝经期妇女,以围绝经期月经紊乱及血量增多为主要表现。

(3)40岁以下妇女月经紊乱或经量增多者,近年来年轻患者已有增多趋势(5%~10%),多为肥胖、不孕或多囊卵巢综合征患者。

(二)阴道异常排液

阴道异常排液可为浆液性或血性分泌物。

(三)下腹疼痛及其他症状

下腹疼痛可由宫腔积脓或积液引起,晚期则因癌肿扩散导致消瘦、下肢疼痛及贫血等。应重视阴道流血、排液等症状。有以上症状妇女均应考虑有无内膜癌可能性,并应及时进行妇科及其他相关检查。

二、检查

(一)全面查体

注意有无糖尿病、高血压、心血管及肺部疾病。

(二)妇科检查

排除阴道、子宫颈病变出血及炎性感染引起的排液。早期盆腔检查多正常,晚期可有子宫增大、附件肿物、贫血及远处转移的相应体征。

三、辅助检查

(一)细胞学涂片检查

子宫颈和阴道脱落细胞学涂片检查阳性率低,宫腔刷片或宫腔冲洗液细胞学涂片检查阳性率增高,但均不能作为确诊依据。

(二)经阴道 B 型超声检查

经阴道 B 型超声检查为首选的无创辅助检查方法,可了解子宫大小、宫腔内有无异常回声、内膜厚度、肌层有无浸润、附件肿物大小及性质等。绝经后妇女内膜厚度<5 mm 时,其阴性预测值可达96%。

(三)诊刮或内膜活检

诊刮或内膜活检是确诊或排除子宫内膜癌的重要方法。对绝经后内膜增厚>5 mm 或有宫腔赘生物者;年龄>40 岁阴道不规则流血疑为内膜癌患者或40 岁以下有内膜癌高危因素,高度怀疑内膜癌者应行诊刮术或内膜活检。

(四)宫腔镜检查

近年来,宫腔镜检查已广泛应用于宫内膜病变的早期诊断。可直接对可疑部位进行活检,提高诊断准确性,避免常规诊刮或活检的漏诊。多用于经阴道B 超检查子宫内膜无明显增厚和病变,或呈内膜息肉样变者;或经诊刮活检阴性,仍有反复出血的患者。

(五)MRI、CT、CA125 等检查

病情需要者可选用 MRI、CT 检查及 CA125 检测。MRI、CT 对淋巴结转移诊断价值相同,MRI 对累及子宫颈肌层浸润深度的预测准确度优于 CT。CA125 值明显升高者,提示可能有子宫外病灶存在,可作为晚期内膜癌术后监测指标。对疑有宫外病灶的高危患者亦可选用计算机体层显像检查,明确病变范围。

四、诊断

应根据诊刮或直接宫腔活检,或宫腔镜下活检及病理组织学检查结果等作出诊断。

五、分期

子宫内膜癌采用 FIGO 手术病理分期,目前使用的是 2009 年 FIGO 子宫内膜癌的手术病理分期。对于未行手术治疗的患者或者是先行放疗的患者,采用

1971 年制定的临床分期。

(一)手术-病理分期

(1)Ⅰ期:肿瘤局限于子宫体。

(2)I_A 期:无或<1/2 肌层受累。

(3)I_B 期:≥1/2 肌层受累(≥1/2 肌层浸润)。

(4)Ⅱ期:癌瘤累及子宫颈间质,但未扩散至宫外。

(5)Ⅲ期:局部和(或)区域扩散。

(6)$Ⅲ_A$ 期:癌瘤累及子宫体浆膜层和(或)附件。

(7)$Ⅲ_B$ 期:阴道和(或)宫旁受累。

(8)$Ⅲ_C$ 期:癌瘤转移至盆腔和(或)腹主动脉旁淋巴结。

(9)$Ⅲ_{C1}$期:癌瘤转移全盆腔淋巴结。

(10)$Ⅲ_{C2}$期:癌瘤转移至腹主动脉旁淋巴结有/无盆腔淋巴结转移。

(11)Ⅳ期:癌瘤累及膀胱和(或)肠黏膜;或远处转移。

(12)$Ⅳ_A$:癌瘤累及膀胱和(或)肠道黏膜。

(13)$Ⅳ_B$ 期:远处转移,包括腹腔转移及(或)腹股沟淋巴转移。

(二)临床分期

(1)Ⅰ期:癌瘤局限于宫体。

(2)I_A 期:子宫腔长度≤8 cm。

(3)I_B 期:子宫腔长度>8 cm。

(4)Ⅱ期:癌瘤累及子宫颈。

(5)Ⅲ期:癌瘤播散于子宫体以外,盆腔内(阴道、宫旁组织可能受累,但未累及膀胱、直肠)。

(6)Ⅳ期:癌瘤累及膀胱或直肠,或有盆腔以外的播散

六、病理类型

子宫内膜癌通常可分为Ⅰ型和Ⅱ型子宫内膜癌。Ⅰ型子宫内膜癌与无孕激素拮抗的雌激素刺激有关,可由子宫内膜复杂性不典型增生发展而来;Ⅱ型子宫内膜癌可由萎缩的子宫内膜癌变而来。Ⅰ型和Ⅱ型又包括不同的病理类型,Ⅰ型主要包括子宫内膜样腺癌(G_1,G_2)和黏液性腺癌,其他病理类型多属于Ⅱ型子宫内膜癌,即特殊类型的子宫内膜癌。子宫内膜癌的主要病理类型为腺癌,其中以子宫内膜样腺癌最为常见(60%～65%)。2014 年,世界卫生组织(WHO)将子宫内膜癌的病理分类在 2003 年分类的基础上进行了修改。按照 2003 年和

2014 年 WHO 的病理分类标准,癌肉瘤未归入子宫内膜癌,属于子宫的上皮-间叶混合性肿瘤。但病理学家认为癌肉瘤属化生癌,其恶性程度高,早期易发生淋巴、血行转移及腹腔播散,应按高级别的内膜癌治疗。因此,在 2015 年的 FIGO 妇癌报告、2015 年的美国妇产科医师学会(ACOG)内膜癌指南以及 2016 年的美国国立综合癌症网络(NCCN)指南中,均将癌肉瘤归入子宫内膜癌。

子宫内膜样腺癌分为高、中、低分化(Grad:1,2,3),为影响预后的重要因素。G_1、G_2 病变多为来源于增生过长的子宫内膜,与雌激素作用相关,属于 I 型子宫内膜癌;G_3 则可能来源于萎缩的内膜,或为内膜样癌晚期事件,因基因突变而恶变与雌激素无关,属于 II 型子宫内膜癌。伴鳞状分化成分的子宫内膜样癌,其腺癌的分化程度($G_1 \sim G_3$)为预后的重要因素。

子宫浆液性(乳头状)腺癌现多称子宫浆液性癌(USC 或 ESC),恶性程度极高,占 1% 左右。透明细胞癌常见于老年患者,预后差,I 期 5 年生存率仅 44%。其他特殊类型均属 II 型子宫内膜癌。

七、治疗

(一)子宫内膜非典型增生的治疗

根据 2014 年 WHO 分类标准,子宫内膜增生症分为两种类型,一类称为增生过长不伴有非典型增生,包括有不伴非典型增生的子宫内膜单纯性增生和复杂性增生,其癌变率<1%,作为功血处理;第二类称为非典型增生过长/内膜样上皮内瘤变,非典型增生过长的癌变率在 25%～33%,内膜样上皮内瘤变的癌变率在 59% 左右,所以应积极处理。

子宫内膜非典型增生治疗中应重视患者年龄和内膜非典型增生的程度(轻、中、重度);年轻、未生育或要求保留子宫者,可采用激素治疗,密切随访;由于内膜复杂性增生伴非典型增生中约 40% 伴子宫内膜癌,对 40 岁以上无生育要求者,若为中或重度非典型增生,或者是内膜样上皮内瘤变,建议行筋膜外子宫切除术。

轻度非典型增生可选用醋酸甲羟孕酮(10～30 mg/d),于经前 10 天周期性用药。中度以上非典型增生则应用大剂量孕激素持续治疗(甲羟孕酮 250～500 mg/d 或甲地孕酮 80～160 mg/d,3 个月;或 18-炔诺孕酮 3～4 mg/d,3 个月),定期诊刮或宫腔镜送组织学检查,根据内膜对治疗的反应,决定是否继续激素治疗或改用手术治疗。要求生育者,待内膜正常后可加促排卵药物治疗,如氯米芬 50～100 mg 每天 1 次,周期 5～9 天用药。亦可用己酸孕酮 500 mg 肌内注射,每周2~3次,3个月后减量再用3个月,或用丹那唑或局部用药(曼月乐节育环)等治疗。因其恶变率较高,治疗后2~13年内可有复发,故应密切随访。个别病例亦可试用芳香化酶抑制剂和选择性雌激素受体拮抗剂治疗。

(二)子宫内膜癌的手术治疗

子宫内膜癌的治疗以手术治疗为主,辅以放疗、化疗和激素等综合治疗。应结合患者的年龄、全身状况和有无内科并发症及临床判断肿瘤累及的范围综合评估,选择和制订治疗方案。

1.术前评估

术前根据患者年龄、有无内科并发症、肥胖程度、病理、MRI等检查结果对患者进行评估,判断患者能否耐受手术,初步判断肿瘤累及范围,指导初次治疗方案的选择。术前评估时年龄大、手术风险高、内科并发症多,可能进行淋巴清扫的患者应送至条件好,有较强医疗技术的医院治疗。

2.术式选择及建议

子宫内膜癌标准的手术方式是筋膜外全子宫切除术加双附件切除术。尽管分期标准要求进行盆腔和腹主动脉旁淋巴结切除,但是否进行切除,切除范围是否一定要包括腹主动脉旁淋巴结仍存在争议。目前认为,有高危因素的患者应当行盆腔淋巴结清扫,这些高危因素包括低分化子宫内膜样腺癌(G_3),肌层浸润深度超过50%者,淋巴脉管浸润,子宫颈间质受累,非子宫内膜样腺癌的肿瘤类型,影响学检查怀疑淋巴结转移者等。可疑腹主动脉旁淋巴结或者髂总淋巴结转移,明显的附件受累,明显的盆腔淋巴结转移,全肌层浸润的高级别肿瘤,透明细胞癌,浆液性乳头状癌或癌肉瘤应行腹主动脉旁淋巴结取样或切除。

3.治疗选择

(1)肿瘤局限于子宫体(Ⅰ期):应施行手术分期,若因内科情况无法手术者应选用放疗。开腹后应冲洗盆腹腔,冲洗液做细胞学检查。术式为筋膜外子宫切除术及双附件切除术、盆腔及腹主动脉旁淋巴结切除。盆腔及腹主动脉旁淋巴结切除为分期手术中的重要组成部分,目前多行系统切除,尽管分期标准要求进行盆腔和腹主动脉旁淋巴结切除,但是否进行切除,切除范围是否一定要包括腹主动脉旁淋巴结仍存在争议。

有关手术范围及需要注意的几个问题:①筋膜外子宫全切除术应完整切除子宫及子宫颈,不强调宫旁及阴道切除范围。②术中剖视子宫,检查癌肿大小、部位、肌层受浸润深度,根据肿瘤分化程度,肌层浸润深度(冷冻病理检查确定)决定是否行盆腔及腹主动脉旁淋巴结切除。③多数子宫内膜癌患者伴有肥胖,或者是老年患者有其他内科并发症,对手术耐受性差,对这样的患者需要临床综合判断是否进行淋巴结切除。④子宫内膜样腺癌 G_1 无肌层或浅肌层浸润,因淋巴转移<1%,可不行淋巴结切除或取样。⑤有高危因素的患者应当行盆腔淋巴结清扫,高危因素包括低分化子宫内膜样腺癌(G_3),肌层浸润深度超过 50% 者,淋巴脉管浸润,子宫颈间质受累,非子宫内膜样腺癌的肿瘤类型,影像学检查怀疑淋巴结转移者等。⑥以下情况者应作腹主动脉旁淋巴结切除:可疑腹主动脉旁淋巴结或者髂总淋巴结转移,明显的附件受累,明显的盆腔淋巴结转移,全肌层浸润的高级别肿瘤,透明细胞癌,浆液性乳头状癌或者癌肉瘤。

术后辅助治疗的选择:术后根据预后高危因素对患者进行分类,分为低、中、高危组,以指导术后的放疗、化疗等辅助治疗。影响预后的高危因素包括:年龄>60 岁,深肌层浸润,低分化,浆液性或者透明细胞癌,脉管浸润。①低危组:高中分化,肌层浸润<50% 的子宫内膜癌,或者是仅有一个高危因素的子宫内膜癌患者。低危组不需作任何辅助治疗。②中危组:有 2 个及 2 个以上高危因素的子宫内膜癌患者。中危组单纯进行阴道后装放疗优于盆腔外照射,因其不仅能很好地控制阴道局部的复发,而且对患者的生活质量没有明显影响。阴道后装放疗已经代替盆腔外照射成为中危组患者标准的辅助治疗模式。③高危组:有 3 个及 3 个以上高危因素,Ⅱ期或者Ⅲ期的肿瘤患者。对高危组患者给予盆腔外照射和(或)化疗的治疗效果目前正在研究中,盆腔外照射加化疗是可选择的治疗手段。④术后有子宫颈受累、淋巴转移、子宫外病变及特殊类型的子宫内膜癌患者可根据转移部位及病灶状况给以放疗及化疗为宜。若仅为子宫颈受累(无淋巴及其他部位转移)也可仅给腔内照射。

(2)肿瘤累及子宫颈(Ⅱ期):术前由子宫颈活检或者 MRI 检查提示子宫颈间质受累。要与原发子宫颈癌或者子宫内膜癌转移至子宫颈进行鉴别诊断。可选择与Ⅰ期子宫内膜癌相似的处理方法,以手术治疗为主。

根据患者具体情况选用以下一种术式:①广泛性子宫切除,双附件切除,盆腔、腹主动脉旁淋巴结切除。这是传统的经典手术方式,这一手术方式的必要性越来越受到质疑,欧洲肿瘤协会,欧洲肿瘤和放疗协会,欧洲妇科肿瘤协会的一致意见指出:对于Ⅱ期子宫内膜癌,仅行单纯子宫全切或者行改良的广泛子宫全切术和盆腔淋巴结清扫,只要手术切缘没有肿瘤,手术范围也是足够的。这种缩小手术范围的手术方式的安全性还需要前瞻性研究的证实。②若手术切除困难,可做术前放疗后再行筋膜外子宫全切、双附件切除、盆腔及腹主动脉旁淋巴结切除,有缩小手术范围、减少术中、术后风险的优点,分期应按 1971 年临床分期。③先行改良广泛子宫切除、双附件切除、盆腔及腹主动脉旁淋巴结切除,再根据手术分期病理结果,选用必要的术后辅助治疗。因子宫内膜癌术前疑为Ⅱ期者与术后病理分期符合率仅为30%～40%。④若因高龄、内科并发症无法行手术治疗,可像子宫颈癌一样行全盆腔放疗和腔内后装放疗。

(3)肿瘤超出子宫(Ⅲ期):术中应全面探查,多处活检,若为腹腔内病变,如附件包块,应先行探查及缩瘤术,术中病理冷冻切片检查以明确诊断,尽可能切除肿瘤,为术后放疗及化疗创造条件。若为宫旁、阴道及阴道旁转移,可先行放疗,完成放疗后,若病灶可能切除,应行探查并切除病灶。若为腹膜后淋巴转移,可行淋巴结切除或局部放疗或化疗。有子宫外病变者为复发高危人群,术后应行辅助放疗及化疗。如ⅢC$_1$期盆腔淋巴结转移(腹主动脉旁无转移者),术后行盆腔外照射,其无疾病生存率,可达57%～72%。腹主动脉旁淋巴结转移(ⅢC$_2$)完全切除后,应行影像学全面检查(如胸部CT或计算机体层显像)明确有无腹腔外隐匿性病变。若无腹腔外转移灶,行腹主动脉旁照射可提高生存率(中位生存期为27～34个月),对镜下转移者疗效更佳。对术后腹腔内病变在,满意的缩瘤术后再行全身化疗,5年生存率优于全腹放疗。卡铂、紫杉醇联合用药有疗效好、毒性轻的优点。对放疗和化疗的选择要根据患者情况来决定,有研究提示化疗疗效优于放疗。

(4)肿瘤累及腹腔或有远处转移(Ⅳ期):根据患者有无腹腔外病灶选择不同的治疗方案。①无腹腔外转移的患者建议行肿瘤细胞减灭术,腹腔内转移的Ⅳ期患者能够从没有癌灶残留的肿瘤细胞减灭术中获益。新辅助化疗对于有腹水的患者是一种可选择的治疗方案,但是术后的病死率是相似的。术后应给予以铂类为基础的化疗。②对于有腹腔外转移证据的患者通常要给予以铂类为基础的全身化疗,如果为高分化癌和(或)孕激素受体阳性时可给予激素治疗。晚期病例和复发病例一样可选择联合化疗。盆腔放疗主要用于控制局部肿瘤生长和(或)治疗局部肿瘤包块引起的阴道出血或者疼痛,或者由淋巴结受累引起的下肢水肿。短程放疗(1～5组放疗)可有效减轻脑和骨转移引起的疼痛。

(三)子宫内膜癌的其他治疗方法

1.放疗

放疗分为单纯放疗、术前放疗及术后放疗。单纯放疗主要用于晚期或有严重内科疾病、高龄和无法手术的其他期患者,可按临床分期进行放疗。术前放疗,主要是为控制、缩小癌灶,创造手术机会或缩小手术范围。术后放疗是对手术-病理分期后具有复发高危因素患者重要的辅助治疗,或作为手术范围不足的补充治疗。

(1)单纯放疗。①腔内照射(后装)高剂量率:A 点及 F 点总剂量为 45～50 Gy,每周 1 次,分6～7 次完成。②体外照射:40～45 Gy,6 周内完成。

(2)术前放疗。①全剂量照射:腔内加体外照射同单纯放疗,于完成放疗后8～10 周行单纯全子宫及附件切除术。②腔内照射:腔内照射 45～50 Gy,完成照射后 8～10 周手术;部分性腔内术前放疗:A 点及 F 点总剂量不低于 20 Gy,分 2～3 次完成治疗,每周 1 次,放疗后 10～14 天手术(切除子宫及双侧附件)。③术前体外照射:用于不利于腔内照射者(如子宫>10 周,或有宫腔以外播散者)。盆腔外照射剂量为 20 Gy,2～3 周完成;或 A 点及 F 点 20 Gy,每周 1 次,分 3 次完成。

(3)术后放疗。①术后全盆腔照射:总剂量 40～50 Gy,4～6 周完成。②腹主动脉旁扩大照射区:总剂量 30～40 Gy,3～4 周完成。照射前行肾扫描,放疗时应加以屏障(若术前已行体外放疗,应减少术后照射剂量)。若采用适形及调强技术,保护好正常组织,对主动脉淋巴结转移照射量可达 50～60 Gy。③术后腔内放疗:手术范围不够;有癌瘤残存,或疑有癌瘤残存者,或有局部复发高危因素者可于手术后 2 周行腔内放疗,总剂量 10～20 Gy,2～3 周完成。

大量临床研究已证实,对 I 期患者来说,术后辅助放疗仅 I_C 期 G_3 患者可获益,并多采用腔内照射。对 I_B 期 G_2、G_3,I_C 期 G_2、G_3 期若无淋巴转移及宫外病变,术后多不主张采用辅助放疗。

2.化疗

(1)多用于特殊病理类型:癌瘤分化差,孕激素受体(PR)、雌激素受体(ER)阴性患者;或为晚期复发癌的辅助治疗。常用药物有 DDP、ADM、紫杉醇(Taxol)、卡铂、5-FU 和 CTX 等。单一药物的有效率为 25%～37%。目前单一用药已被联合用药取代,紫杉醇加铂(TP)已成为一线联合化疗方案。

(2)常用的联合化疗方案:经临床观察,疗效可达 40%～60%。疗程根据患者病情、全身状况和术后是否放疗等确定,一般可应用 3～6 个疗程。

(3)对化疗的建议:①对于放疗后的高危患者给予辅助化疗能提高肿瘤无进展生存时间,但是对于总体生存率的好处还没有得到证实。②对于早期的高风险患者的化疗只应该在临床试验内进行。③对于腹腔残留病灶<2 cm 的患者和Ⅲ期内膜癌患者,化疗优于全腹照射。④子宫内膜癌患者大多年老体弱,在给予辅助治疗时要考虑到这一点。

(4)建议方案。①AP:多柔比星(ADM)50 mg/m²、顺铂(DDP)50 mg/m² 静

脉用药,间隔 3～4 周。②TP：Taxol 135 mg/m^2、卡铂(CBP)AUC(曲线下面积) 4～5 静脉用药,间隔 3～4 周。③CBP＋Taxol 有效率达 40%,目前亦有用两者低剂量周疗(TAP 因毒性高且临床疗效与 AP 相近故少用)。

3.激素治疗

激素治疗仅用于晚期或复发的子宫内膜样癌患者。以高效药物、大剂量、长疗程为宜,4～6 周可显效。激素治疗目前仅对癌瘤分化好(G_1),孕激素受体(PR)阳性者疗效较肯定,对远处复发者疗效优于盆腔复发。治疗时间尚无统一看法,但至少应用药 1～2 年以上。总有效率 25%～30%,可延长患者的疾病无进展生存期,对生存率无影响。目前 Ⅰ 期患者术后多不采用孕激素做辅助治疗。

(1)孕激素治疗。①甲羟孕酮(MPA)：口服,每天 250～500 mg。②甲地孕酮(MA)：口服,每天 80～160 mg。③氯地孕酮：口服,每天 20～40 mg。孕激素治疗总有效率 25%,病变无进展期间为 4 个月左右,但总生存率不变(10～12 个月)。研究证明,MPA 剂量＞200 mg/d,不增加有效率,有水钠潴留、体重增加及增加栓塞危险。

(2)抗雌激素药物治疗：他莫昔芬(三苯氧胺)为雌激素受体拮抗剂,有抗雌激素作用,可使 PR 水平上升,有利于孕激素治疗。口服每天 20 mg,数周后可增加剂量,或先用 2～3 周后再用孕激素,可提高孕激素治疗效果。在孕激素治疗无效的患者中,约 20%他莫昔芬治疗有效。

(3)近年来,亦有采用芳香化酶抑制剂或选择性雌激素受体调节剂行激素治疗的报道,如雷洛昔芬有效率为 28%。

4.靶向治疗

除了手术、放疗、化疗、激素治疗,靶向治疗目前也在子宫内膜癌的治疗中有了越来越重要的作用,特别是对于晚期和复发病例,靶向治疗也取得了一定的治疗效果。目前也开展了贝伐珠单抗,酪氨酸激酶抑制剂等对子宫内膜癌靶向治疗的临床试验。

(四)复发癌或转移癌治疗

多在治疗后 3 年内复发：①局部复发可选择手术、放疗,或手术与放射联合治疗。术后 1～2 年单个盆腔复发灶,若能切除多可治愈。若患者为已接受放疗后复发,治疗则与子宫颈癌复发相同;对中心性复发符合条件者选用盆腔脏器廓清术。②若非局部复发,可选用孕激素治疗,MPA 250 mg 每天 1 次或 MA 80 mg每天 3 次,可长期服用,一般治疗 3 个月后方显效。化疗药物 DDP、Taxol 及 ADM 等可用于手术及放疗无法治愈的复发患者。

1.手术治疗

手术后局部或区域复发可进行手术探查,切除病灶;或行放疗。若为盆腔放疗后复发(原照射部位复发),处理上仍存争议。

(1)复发性内膜癌行广泛手术如盆腔脏器切除术等的存活率仅为20%,故可采用局部阴道切除,加或不加术中放疗。对以前未接受过RT复发癌部位,或以前仅为近距离放疗的复发,以手术探查盆、腹腔,再切除复发灶,加或不加用术中放疗;RT加近距离照射对这些患者亦为可选用治疗之一。对于局限于阴道的复发或有盆腔淋巴结复发,推荐瘤区放疗,加或不加腔内近距离照射或化疗。阴道复发用放疗其生存率为40%~50%,若有阴道外扩散或盆腔淋巴结受累,其预后更差。腹主动脉旁或髂总淋巴结复发可作瘤区放疗,加用或不加用阴道照射、化疗。对上腹部及盆腔转移或复发的镜下残留癌灶,行化疗,加用或不加用瘤区直接放疗。对残留单个大癌灶可切除者应行手术切除,术后加或不加放疗;对不能切除的单个大癌灶按已扩散病灶处理。处理全身的病变可行保守性治疗。

(2)对以前已行过外照射的复发部位推荐治疗如下:手术探查盆腔,切除复发灶,加或不加术中放疗、激素治疗及化疗。

2.复发和晚期内膜癌的激素治疗和化疗

用于子宫内膜样癌激素治疗的药物主要是孕激素类药物、他莫昔芬、芳香化酶抑制剂也可应用。目前尚无特别有效的孕激素药物和方案。高分化转移癌瘤激素治疗反应好,可有一定的缓解期,特别是对盆腔外局部的转移和复发病灶,如对肺转移疗效较好。对无症状或低级别(高分化)弥散的转移灶,激素治疗(应用激素类药物)有效,特别是雌、孕激素受体阳性患者。对孕激素标准治疗无效的病例,约20%对他莫昔芬治疗有效。有研究报道选择性雌激素受体调节剂在转移性内膜癌治疗有效率为28%。在激素治疗中若病变进展,可应用细胞毒性类药物进行化疗。对激素和化疗无效者,全身转移患者可行保守性治疗。

3.复发和转移癌的化疗

内膜癌化疗方面研究很多,单药物多用如顺铂、卡铂、紫杉醇、多柔比星等,治疗有效率为21%~36%。

多药联合治疗有效率31%~81%,但存活期相对较短,中位生存期近1年。在对卵巢癌治疗研究的应用基础上卡铂和紫杉醇已逐渐应用于内膜癌的复发和晚期癌的治疗。有效率为40%,总生存期为13个月。低剂量紫杉醇和卡铂周疗仍有一定疗效。化疗和(或)保守性放疗是对有症状 G_2、G_3 及有大转移癌灶复发和晚期癌可缓解症状的治疗方法(若 2 个疗程化疗均无效则可纳入临床研究)。

八、子宫内膜癌的特殊类型

(一)子宫浆液性腺癌

子宫浆液性乳头状腺癌现多称子宫浆液性腺癌,较少见,为子宫内膜癌的特殊亚型(Ⅱ型)。其病理形态上与卵巢浆液性乳头状癌相同,以含砂粒体的浆液性癌,有或无乳头状结构为其诊断特征。恶性程度高,分化低,早期可发生脉管浸润、深肌层受累、盆腹腔淋巴结转移。预后差,Ⅰ期复发转移率达 31%～50%;早期 5 年存活率达 40%～50%,晚期则低于 15%。其癌前病变为子宫内膜腺体异型增生。子宫内膜浆液性上皮内癌为子宫浆液性癌早期病变(或一种可转移的特殊形式),33%～67%伴宫外转移,14%～25%伴子宫颈转移,临床处理同浆液性癌。

诊治中应注意以下几点。

(1)严格进行手术-病理分期:诊刮病理检查一旦诊断为子宫浆液性癌,无论临床诊断期别早晚,均应进行全面手术分期(包括盆腹腔冲洗液细胞学检查、盆腹腔腹膜多处活检、腹膜后淋巴结切除等)。

(2)手术治疗:同卵巢癌细胞减灭缩瘤术,包括大网膜切除等。

(3)重视术后辅助放化疗:因该类肿瘤多数分化不良,盆腹腔早期播散。术后化疗中以铂类为主,常选用与卵巢浆液性乳头状瘤相同的方案,如 TP、CP 或 CAP 等。放疗则多选用阴道腔内照射控制局部复发。

(4)与卵巢浆液性乳头状癌鉴别:①卵巢与子宫均受累,但主要病灶在子宫;②卵巢内病变仅为卵巢门淋巴管瘤栓;③若盆腹腔内有病变,卵巢皮质仅有镜下受累,则可诊断为本病。

(二)子宫癌肉瘤

病理学家认为子宫癌肉瘤属化生癌,应属上皮癌,故 WHO 2003 年提出将子宫癌肉瘤归于子宫内膜癌的范畴,NCCN 将其划入特殊类型的子宫内膜癌。子宫癌肉瘤的组织来源可为同源性或异源性,以前归属于恶性中胚叶混合性瘤,其恶性程度高,早期即有腹腔、淋巴、血液循环转移。手术治疗上应按高级别特殊类型内膜癌处理。对化疗敏感,异环磷酰胺为其单一最有效药物。联合治疗方案以异环磷酰胺联合顺铂方案最有效,已广泛应用。术后盆腔照射可有效控制复发,提高生存率。

九、特殊情况处理

(一)子宫切除术后诊断为子宫内膜癌

应根据术后与子宫外播散相关的高危因素,如组织分级、肌层浸润深度、病理类型等制订进一步治疗方案。G_1 或 G_2、浅肌层浸润、无脉管受累,不需要进一步治疗。G_3、深肌层浸润、脉管受累、特殊病理类型等,均应再次手术完成分期及切除附件,亦可根据情况采用盆腔外照射代替手术。

(二)年轻妇女内膜癌的诊治问题

子宫内膜癌在 35 岁以下妇女中少见,诊断应注意与内膜重度不典型增生相鉴别,有无与雌激素相关的疾病。孕激素可治愈内膜不典型增生且保留生育能力。若确诊为癌,已有生育者可选用全子宫及附件切除术。若癌的病理诊断不能肯定,应由患者自己决定是否进行保守治疗,在患者充分咨询,了解风险,签署必要的医疗文件后,采用大剂量孕激素治疗,严密随访治疗 3 个月后行全面诊刮评估疗效。

(三)保留生育功能问题

对年轻早期患者保留生育功能及生理功能的治疗是极富挑战性的。

1.风险

(1)子宫是孕卵种植、胚胎和胎儿发育的场所,是内膜癌发生、发展的器官。在治疗过程中,内膜癌变可能进展、恶化甚至能影响患者的生命安全。

(2)内膜癌患者可同时伴有卵巢癌的风险:转移至卵巢,属于病变本身累及卵巢(Ⅲ期);也可合并原发性卵巢癌。

(3)内膜癌病理类型诊断困难,重复性差[子宫内膜不典型增生(或瘤样病变)与高分化腺癌鉴别困难],影响病例的选择。

(4)即使保留生育功能治疗成功后,生育问题及促排卵药物与内膜癌的关系尚不明确。

2.可行性

(1)年轻(≤40 岁)的内膜癌患者:多为早期,多数预后良好。

(2)孕激素对高分化内膜癌疗效好(成功病例报道较多)。

(3)内膜癌的癌变进展相对缓慢,有长期监测观察的可能性,若无缓解或有复发,及时治疗预后影响小。若治疗成功,妊娠对子宫内膜有保护作用。

3.适应证

病例选择尚无统一标准,但多按以下标准进行:年龄<40 岁;高分化子宫内

膜样癌(G_1),经 MRI 检查病灶局限于子宫内膜,没有子宫肌层浸润和子宫外转移的证据。检查:癌组织 PR(+)、血清 CA125<35 kU/L 及肝、肾功能正常;渴望保留生育功能,完全理解保留生育功能不是子宫内膜癌治疗的标准方式,同意承担治疗风险。术前评估:全面评估,严格选择,充分准备。

4.方法

可给予醋酸甲地孕酮(160 mg/d)或醋酸甲羟孕酮(500 mg/d),3~6 个月行宫腔镜检查或者诊刮判断内膜变化。

总之,对年轻、早期子宫内膜癌患者,保留生育功能治疗是特殊的保守治疗,风险大,处于探索阶段,治疗方案尚不成熟,但也有成功案例的研究报道。尚待妇科肿瘤和生殖内分泌的同道共同努力,进行设计完善、大样本量的临床研究。

十、随访

临床Ⅰ、Ⅱ期复发率为 15%,多数为有症状复发(58%),复发时间多在治疗后 3 年内。完成治疗后应定期随访,及时确定有无复发。对于未放疗的患者,规律随访可以尽早发现阴道复发,可以再行放疗得到补救治疗。

随访时间:术后 2 年内,每 3~4 个月 1 次;术后 3~5 年,每 6 个月至 1 年 1 次。

随访检查内容:由于只有在有症状的复发患者中才会发现阴道细胞学检查阳性,因此阴道细胞学检查可以不作为常规检查内容,视诊检查就足够了。包括:①阴道视诊、盆腔检查(三合诊);②期别晚者,可进行血清 CA125 检查,根据不同情况,可选用 CT、MRI 等检查;③有家族史者宜行相关基因检测。应对患者进行口头或书面交代相关复发症状,如阴道流血、食欲下降、体重减轻、疼痛(盆腔、背、腰部)、咳嗽、气促,腹水或下肢水肿等,一旦出现异常应及时就诊。

第四节 子 宫 肉 瘤

子宫肉瘤发病率低,占女性生殖道恶性肿瘤的 1%,占子宫恶性肿瘤的 3%~7%。子宫肉瘤多发生在 40~60 岁。子宫肉瘤虽少见,但组织成分繁杂。2014 年 WHO 提出新的子宫肉瘤分类方法,分为子宫平滑肌肉瘤、子宫内膜间质及相关肉瘤、混合性上皮和间叶肉瘤。子宫肉瘤缺乏特异性症状和体征,术前诊断较为困难,常需术中冷冻切片及术后石蜡病理检查才能明确诊断。子宫肉瘤恶性度高,由于早期诊断困难,易远处转移,术后复发率高,放疗和化疗不甚敏感,预后较差,5 年存活率为 30%～50%。

一、分类

子宫肉瘤组织类型较多,2014 年 WHO 重新将子宫肉瘤分为以下 3 类:①子宫平滑肌肉瘤,最为常见,其来源于子宫肌层或子宫血管的平滑肌细胞,可单独存在或与平滑肌瘤并存。②子宫内膜间质肉瘤,较常见,是来源于子宫内膜间质细胞的肿瘤,包括低级别子宫内膜间质肉瘤和高级别子宫内膜间质肉瘤。③混合性子宫上皮和间叶肉瘤:又称恶性中胚叶混合瘤或恶性苗勒管混合瘤,最少见,其来源于米勒管衍生物中分化最差的子宫内膜间质组织,同时含有上皮成分和间叶成分,根据上皮良恶性,又分为腺肉瘤和癌肉瘤。

二、临床表现

(一)发病年龄

子宫平滑肌肉瘤,可发生于任何年龄,一般为 43～56 岁。低级别子宫内膜间质肉瘤发病年龄较年轻,平均发病年龄为 34.5 岁,而高级别者平均年龄为50.8 岁。子宫混合性上皮和间叶肿瘤多发生于绝经后妇女,平均发病年龄57 岁。

(二)症状

子宫肉瘤一般无特殊症状,可表现为类似子宫肌瘤或子宫内膜息肉的症状。

(1)阴道不规则流血:为最常见的症状(67%)。

(2)下腹疼痛、下坠等不适感(25%)。

(3)压迫症状:肿物较大时则压迫膀胱或直肠,出现尿急、尿频、尿潴留、便秘等症状。如压迫盆腔则影响下肢静脉和淋巴回流,出现下肢水肿等症状(22%)。

(4)子宫混合性上皮和间叶肿瘤可合并内科疾病如肥胖、高血压以及不孕不育等。

(5)其他症状:晚期可出现消瘦、全身乏力、贫血、低热等症状。

(三)体征

(1)子宫平滑肌肉瘤可位于子宫黏膜下和肌壁间,可与子宫肌瘤同时存在。

(2)子宫内膜间质肉瘤可表现为子宫颈口或阴道内发现软脆、易出血的息肉样肿物,如肿物破溃合并感染,可有极臭的阴道分泌物,也常合并贫血,子宫增大及盆腔肿物。

（3）子宫混合性上皮和间叶肿瘤多发生在子宫内膜，形如息肉，常充满宫腔，使子宫增大、变软，肿瘤可突出阴道内，常伴坏死。

（4）下腹部包块，约见于 1/3 患者。

三、辅助检查

（一）阴道彩色多普勒超声检查

可初步鉴别诊断子宫肉瘤和子宫肌瘤，应注意肿瘤血流信号和血流阻力指数。

（二）诊断性刮宫

诊断性刮宫是早期诊断子宫肉瘤的方法之一，刮宫对子宫内膜间质肉瘤及子宫混合性上皮和间叶肿瘤有较大诊断价值，对子宫平滑肌肉瘤的诊断价值有限。

四、术中剖视标本

应在子宫切除后立即切开标本检查，注意切面是否呈鱼肉状，质地是否均匀一致，有无出血、坏死，有无包膜，有无编织状结构，必要时作快速病理诊断。

五、病理诊断

石蜡切片病理诊断较为重要，3 种常见子宫肉瘤的病理特征如下。

（一）子宫平滑肌肉瘤

肿瘤多数为单个，以肌壁间多见，可呈弥漫性生长，与肌层界限不清。切面呈鱼肉状，典型的漩涡结构消失，有灶性或片状出血或坏死。镜下可见：①细胞异常增生，排列紊乱，漩涡状排列消失；②细胞核异型性明显；③肿瘤组织病理性核分裂象≥10/10 HPFs；④凝固性、地图样肿瘤细胞坏死。

（二）子宫内膜间质肉瘤

子宫内膜间质肉瘤可形成息肉状或结节自子宫内膜突向宫腔或突至子宫颈口外，肿瘤蒂宽，质软脆；也可似平滑肌瘤位于子宫肌层内，浸润子宫肌层，呈结节状或弥漫性生长。肿瘤切面质地柔软，似生鱼肉状，伴出血、坏死时，则可见暗红、棕褐或灰黄色区域。

1.低级别子宫内膜间质肉瘤

低级别子宫内膜间质肉瘤还可表现特征性的宫旁组织或子宫外盆腔内似蚯

蚓状淋巴管内肿瘤。低级别子宫内膜间质肉瘤镜下特征:瘤细胞像增殖期子宫内膜间质细胞,核分裂象≤5/10 HPFs。肿瘤内血管较多,肿瘤沿扩张的血管淋巴管生长,呈舌状浸润周围平滑肌组织。ER 和 PR 阳性,DNA 倍体多为二倍体。

2.高级别子宫内膜间质肉瘤

其与低级别子宫内膜间质肉瘤相比,肿瘤体积更大,出血坏死更明显,缺乏蚯蚓状淋巴管内肿瘤的特征。镜下可见瘤细胞呈梭形或多角形,异型性明显;核分裂象≥10/10 HPFs;瘤细胞可排列成上皮样细胞巢、索和片状;瘤细胞可沿淋巴窦或血窦生长或侵入肌层。

(三)混合性子宫上皮和间叶肿瘤

1.腺肉瘤

肿瘤呈息肉样生长,较少侵犯肌层,切面呈灰红色,伴出血和坏死。镜下特征:子宫内膜腺体被挤压呈裂隙状,周围间叶细胞排列密集,细胞轻度异型,核分裂象≥5/10 HPFs。

2.癌肉瘤

癌肉瘤多见于绝经后妇女,肿瘤常侵犯肌层,伴出血坏死。镜下特征:恶性上皮成分通常为 Mullerian 型上皮,间叶成分可为恶性软骨、骨骼肌及横纹肌成分,恶性程度高。

六、转移

子宫肉瘤的转移途径主要有以下 3 种。

(一)血行播散

血行播散是平滑肌肉瘤的主要转移途径。低级别子宫内膜间质肉瘤以宫旁血管内瘤栓较为多见。

(二)直接浸润

可直接蔓延到子宫肌层甚至浆膜层。高级别子宫内膜间质肉瘤和混合性子宫上皮和间叶肿瘤的局部侵袭性强,常有肌层浸润及破坏性生长。

(三)淋巴结转移

高级别子宫内膜间质肉瘤和混合性子宫上皮和间叶肿瘤较易发生淋巴结转移。

七、分期

2009 年 FIGO 首次对子宫肉瘤进行了分期。该分期将子宫肉瘤按照不同组织分类进行分期。在子宫肉瘤分期中,不仅将肿瘤侵及深度、淋巴结受侵等列入分期中,对子宫平滑肌肉瘤还将肿瘤大小纳入分期。

(1)FIGO 子宫平滑肌肉瘤分期(2009 年)。

Ⅰ期:肿瘤局限于宫体。

$Ⅰ_A$ 期:肿瘤≤5 cm。

$Ⅰ_B$ 期:肿瘤>5 cm。

Ⅱ期:肿瘤侵犯盆腔。

$Ⅱ_A$ 期:附件受累。

$Ⅱ_B$ 期:盆腔其他组织受累。

Ⅲ期:肿瘤侵犯腹腔内器官(不仅仅是肿瘤突出达腹腔)。

$Ⅲ_A$:一个部位被侵犯。

$Ⅲ_B$ 期:一个以上部位被侵犯。

$Ⅲ_C$ 期:盆腔和(或)腹主动脉旁淋巴结转移。

Ⅳ期:累及膀胱和(或)直肠黏膜及远处转移。

$Ⅳ_A$ 期:累及膀胱和(或)直肠黏膜。

$Ⅳ_B$ 期:远处转移。

(2)FIGO 子宫内膜间质肉瘤和腺肉瘤分期(2009 年)。

Ⅰ期:肿瘤局限于宫体。

$Ⅰ_A$ 期:肿瘤局限于子宫内膜/宫颈内膜,无肌层侵犯。

$Ⅰ_B$ 期:肌层浸润≤1/2。

$Ⅰ_C$ 期:肌层浸润>1/2。

Ⅱ期:肿瘤侵犯盆腔。

$Ⅱ_A$ 期:附件受累。

$Ⅱ_B$ 期:盆腔其他组织受累。

Ⅲ期:肿瘤侵犯腹腔内器官(不仅仅是肿瘤突出达腹腔)。

$Ⅲ_A$ 期:一个部位被侵犯。

$Ⅲ_B$ 期:一个以上部位被侵犯。

$Ⅲ_C$ 期:盆腔和(或)腹主动脉旁淋巴结转移。

Ⅳ期:累及膀胱和(或)直肠黏膜及远处转移。

Ⅳ_A期:累及膀胱和(或)直肠黏膜。

Ⅳ_B期:远处转移。

(3)子宫癌肉瘤的分期参照子宫内膜癌 2009 年 FIGO 分期标准。

八、治疗

治疗以手术治疗为主,辅以放疗或化疗。

(一)手术治疗

手术是子宫肉瘤主要的治疗方法。

子宫平滑肌肉瘤和低级别子宫内膜间质肉瘤行筋膜外子宫切除术和双附件切除术,高级别子宫内膜间质肉瘤和混合性子宫上皮和间叶肿瘤还应切除盆腔和腹主动脉旁淋巴结。对年轻的早期子宫平滑肌肉瘤患者,肿瘤恶性程度较低者,可考虑保留卵巢。

对于癌肉瘤患者建议切除大网膜,若手术无法切净盆腹腔所有病灶,争取做到理想的肿瘤细胞减灭术。

(二)放疗

对子宫内膜间质肉瘤的疗效比平滑肌肉瘤为好。一般认为术后辅助放疗有助于预防盆腔复发,提高 5 年生存率。一般采用盆腔外照射和阴道内照射。对于复发或转移的晚期患者,可行姑息性放疗。

(三)化疗

一般主张对晚期平滑肌肉瘤患者、高级别子宫内膜间质肉瘤、子宫混合性上皮和间叶肉瘤以及肉瘤复发患者,可辅助化疗。化疗以多柔比星的疗效较好,文献报道单药有效率为 25.0%,而其他有效的药物有异环磷酰胺、顺铂、依托泊苷及替莫唑胺等。目前,尚无理想的化疗方案,下列方案可选用。

1.IAP 方案

异环磷酰胺＋盐酸表柔比星＋DDP。

2.HDE 方案

羟基脲＋氮烯米胺＋依托泊苷。

(四)孕激素治疗

孕激素类药物主要用于治疗低级别子宫内膜间质肉瘤及部分 PR 阳性的高级别子宫内膜间质肉瘤。

常用孕激素类药物:MPA,甲地孕酮和己酸孕酮,一般主张剂量不小于

200 mg/d,应用时间不少于 1 年。

（五）复发性子宫肉瘤的治疗

子宫肉瘤患者经治疗后,复发率仍很高,Ⅰ期复发率为 50%～67%,Ⅱ～Ⅲ期复发率可高达 90.0%。对于复发后的治疗,目的是缓解症状、延长生存期。

1.手术为主的综合治疗

子宫肉瘤经治疗后复发,如果复发部位在盆腔,且为中央型复发,主张尽可能再次手术,切除复发病灶,术后辅以放疗、化疗等。

2.化疗为主的综合治疗

化疗为主的综合治疗适用于远处复发转移者,无论何种组织类型、早期或晚期肿瘤的远处转移复发,应行全身性化疗。子宫内膜间质肉瘤复发者,应加用孕激素治疗。

3.放疗

盆腔部位复发者,如果手术无法切除复发病灶,可选择放疗。放疗需根据复发的部位和以前辅助治疗的情况来制订放疗计划。

九、随访

术后每 3～6 个月随访 1 次,重视肺部 X 线或 CT 检查。

第五节　卵巢恶性肿瘤

卵巢恶性肿瘤是女性生殖器常见的恶性肿瘤之一。由于卵巢位于盆腔深部,早期病变不易发现,一旦出现症状多属晚期。近二十年来,由于有效化疗方案的应用,使卵巢恶性生殖细胞肿瘤的治疗效果有了明显的提高,病死率从 90%降至 10%。随着紫杉醇的问世以及与铂类联合应用,卵巢上皮性癌 5 年生存率已经接近 50%,但是其病死率仍居妇科恶性肿瘤首位,其主要原因是 70% 的卵巢上皮癌患者在就诊时已为晚期,治疗后 70%的患者将会复发,难以治愈。近年来在卵巢上皮性癌起源的研究有新的进展,国内外越来越多的研究证据表明,浆液性卵巢癌(包括高级别和低级别)起源于输卵管。卵巢上皮癌已成为严重威胁妇女生命和健康的主要肿瘤,对其早期诊治、手术、化疗和放疗等方面也存在颇多的问题和争论,这正是当今妇科肿瘤界面临的严峻挑战。

一、临床表现

(一)病史

1.危险因素

卵巢癌的病因未明。年龄的增长、未产或排卵增加、促排卵药物的应用等，以及乳腺癌、结肠癌或子宫内膜癌的个人史及卵巢癌家族史，被视为危险因素。

2.遗传性卵巢癌综合征

尤其是 $BRCA1$ 或 $BRCA2$ 基因表达阳性者，其患病的危险率高达 50%，并随年龄增长，危险性增加。

3."卵巢癌三联征"

"卵巢癌三联征"即年龄 40~60 岁、卵巢功能障碍、胃肠道症状，可提高对卵巢癌的警戒。

(二)症状

卵巢恶性肿瘤早期常无症状，部分患者可在妇科检查中被发现。晚期主要临床表现为腹胀、腹部肿块及腹水，症状的轻重取决于：①肿瘤的大小、位置、侵犯邻近器官的程度；②肿瘤的组织学类型；③有无并发症。

1.压迫症状

压迫症状是由于肿瘤生长较大或浸润邻近组织所致。

2.播散及转移症状

播散及转移症状是由于腹膜种植引起的腹水，肠道转移引起的消化道症状等。

3.内分泌症状

由于某些卵巢肿瘤所分泌的雌激素、睾酮的刺激，可发生性早熟、男性化、闭经、月经紊乱及绝经后出血等。

4.急腹痛症状

急腹痛症状是由于肿瘤破裂、扭转等所致。

(三)体征

1.全身检查

特别注意乳腺、区域淋巴结、腹部膨隆、肿块、腹水及肝、脾、直肠检查。

2.盆腔检查

双合诊和三合诊检查子宫及附件，注意附件肿块的位置、侧别、大小、形状、边界、质地、表面状况、活动度、触痛及子宫直肠窝结节等。

应强调盆腔肿块的鉴别,以下情况应注意为恶性:①实性;②双侧;③肿瘤不规则、表面有结节;④粘连、固定、不活动;⑤腹水,特别是血性腹水;⑥子宫直肠窝结节;⑦生长迅速;恶病质,晚期可有大网膜肿块、肝脾大及消化道梗阻表现。

二、辅助检查

(一)腹水或腹腔冲洗液细胞学

腹水明显者,可直接从腹部穿刺,若腹水少或不明显,可从后穹隆穿刺。所得腹水经离心浓缩,固定涂片,进行细胞学检查。

(二)肿瘤标志物

1.CA125

80％的卵巢上皮性癌患者 CA125 水平高于 35 kIU/L,90％以上的晚期卵巢癌患者 CA125 水平的消长与病情缓解或恶化相一致,尤其对浆液性腺癌更有特异性。

2.HE4

HE4 即人附睾蛋白 4,是一种新的卵巢癌肿瘤标志物。正常生理情况下,HE4 在人体中有非常低水平的表达,但在卵巢癌组织和患者血清中均高度表达,可用于卵巢癌的早期检测、鉴别诊断、治疗监测及预后评估。88％的卵巢癌患者都会出现 HE4 升高的现象。与 CA125 相比,HE4 的敏感度更高、特异性更强,尤其是在疾病初期无症状表现的阶段。疾病早期 HE4 诊断的敏感度是82.7％,而 CA125 却仅有 45.9％。与 CA125 仅 20％的特异性相比,HE4 的特异性高达 99％。HE4 与 CA125 两者联合应用,诊断卵巢癌的敏感性可增加到92％,并将假阴性结果减少 30％,大大增加了卵巢癌诊断的准确性。

3.AFP

对卵巢内胚窦瘤有特异性价值,或者未成熟畸胎瘤、混合性无性细胞瘤中含卵黄囊成分者均有诊断意义。

4.HCG

对于原发性卵巢绒癌有特异性。

5.性激素

颗粒细胞瘤、泡膜细胞瘤可产生较高水平的雌激素。黄素化时,亦可有睾酮分泌。浆液性、黏液性或纤维上皮瘤有时也可分泌一定的雌激素。

6.其他

CA199 和 CEA 等肿瘤标记物对卵巢黏液性癌的诊断价值较高。

(三)影像学检查

1.超声扫描

超声扫描对于盆腔肿块的检测有重要意义,可描述肿物大小、部位、质地等。良恶性的判定依经验而定,可达 80%～90%,也可显示腹水。通过彩色多普勒超声扫描,能测定卵巢及其新生组织血流变化,有助诊断。

2.盆腔或(和)腹部 CT 及 MRI

对判断卵巢周围脏器的浸润、有无淋巴结转移、有无肝脾转移和确定手术方式有参考价值。

3.胸部、腹部 X 线摄片

对判断有无胸腔积液、肺转移和肠梗阻有诊断意义。

(四)必要时选择以下检查

(1)纤维结肠镜、胃镜检查,提供是否有卵巢癌转移或胃肠道原发性癌瘤的证据。

(2)肾图、肾血流图、静脉肾盂造影或 CT 泌尿系统重建:观察肾脏的分泌及排泄功能、了解泌尿系压迫或梗阻情况。

(3)PET/CT 检查:有助于对卵巢肿瘤进行定性和定位诊断。

(4)腹腔镜检查:对可疑卵巢恶性肿瘤的患者行腹腔镜检查可明确诊断。同时通过腹腔镜的观察,可以对于疾病的严重程度进行评估,决定手术的可行性,如果经过腹腔镜评估认为经过手术很难达到满意的肿瘤细胞减灭,应该选择先期化疗,然后再进行间歇性肿瘤细胞减灭术。若肿块过大或达脐耻中点以上、腹膜炎及肿块粘连于腹壁,则不宜进行此检查。腹腔镜检查的作用:①明确诊断,作初步临床分期;②取得腹水或腹腔冲洗液进行细胞学检查;③取得活体组织,进行组织学诊断;④术前放腹水或腹腔化疗,进行术前准备。

三、确诊卵巢癌的依据

明确卵巢癌诊断的依据是肿瘤的组织病理学,而腹水细胞学、影像学和肿瘤标志物检查结果均不能作为卵巢癌的确诊依据。

卵巢恶性肿瘤的诊断需与如下疾病鉴别:①子宫内膜异位症;②结核性腹膜炎;③生殖道以外的肿瘤;④转移性卵巢肿瘤;⑤慢性盆腔炎。

四、治疗

当建立卵巢肿瘤的诊断后,应行手术治疗。大多数患者采用开腹手术,微创手术也可用于经选择的患者。2015 年版 NCCN 指南推荐了针对与遗传性乳腺癌有关的基因或遗传性乳腺癌和卵巢癌综合征患者做降低卵巢癌风险的附件切除术。儿童或年轻患者的手术原则与成人有所不同,保留生育功能者需进行全面的分期手术,但儿童期和青春期的早期生殖细胞肿瘤可不切除淋巴结。要强调治疗医师的资格论证,最好是由经过正规训练的妇科肿瘤专科医师实施卵巢癌的治疗。

(一)手术治疗

1.全面分期手术

腹部足够大的纵切口;全面探查;腹腔细胞学(腹水或盆腔、结肠侧沟、横膈冲洗液);大网膜切除;全子宫和双侧附件切除;仔细的盆腹腔探查及活检(粘连、可疑病变、盆腔侧壁、肠浆膜、肠系膜、横膈);盆腔及腹主动脉旁淋巴结切除术(至少达到肠系膜下动脉水平,最好达到肾血管水平)。黏液性肿瘤切除阑尾。在经选择的患者,有经验的手术医师可以选择腹腔镜完成分期手术。

2.再分期手术

再分期手术指首次手术未明确分期,亦未用化疗而施行的全面探查和分期手术。为了排除可能存在的隐匿的更晚期卵巢癌,必须进行全面的手术分期,因为约 30% 患者在全面分期术后肿瘤分期提高。

3.肿瘤细胞减灭术

尽最大努力切除原发灶及一切转移瘤,使残余癌灶直径<1 cm(满意的肿瘤细胞减灭术)。手术内容包括以下几方面。

(1)手术需要一个足够大的纵切口,对腹膜表面进行全面诊视,可能潜在转移的腹膜组织或粘连组织都要切除或病理活检;如果没有可疑病灶,则需进行腹膜随机活检并至少包括双侧盆腔、双侧结肠旁沟、膈下(也可使用细胞刮片进行膈下细胞学取样和病理学检查)。

(2)腹水或腹腔冲洗液的细胞学检查,但是对于腹腔已经明确受累,细胞学检查并不改变分期。

(3)全子宫双侧附件及盆腔肿块切除,卵巢动、静脉高位结扎。

(4)切除大网膜,尤其是受累的网膜必须切除,如果小网膜受累也应切除。

(5)腹主动脉旁及盆腔淋巴结清除术(至少达到肠系膜下动脉水平,最好达到肾血管水平),可疑受累或增大的淋巴结应该切除。而对于盆腔以外受累且转移灶不超过 2 cm 者,也应该进行双侧盆腔及腹主动脉旁淋巴结切除。

(6)阑尾切除(及肠道转移病灶处理)。

(7)为了达到满意的肿瘤细胞减灭术可以采取某些特殊的手术措施,包括肠切除、部分横膈或腹膜剥除、脾切除、部分肝切除、胆囊切除、胃部分切除、膀胱部分切除、输尿管膀胱种植、胰尾切除、根治性盆腔切除(盆腔廓清术)等。

4.间歇性("中间性"或间隔)肿瘤细胞减灭术

对于某些晚期卵巢癌病例,术前评估或术中评估或腹腔镜下评估难以达到满意的肿瘤细胞减灭,则可先用 3 个疗程的化疗,再行肿瘤细胞减灭术。这种治疗策略至少不影响最终的治疗结果,但是由于其可以明显地提高手术质量和减少手术并发症的发生,同时减低了手术难度,也不失为一种可选择的治疗手段。

5.再次肿瘤细胞减灭术

再次肿瘤细胞减灭术指对残余瘤或复发瘤的手术,如果没有更有效的二线化疗药物,这种手术的价值是很有限的。

6.保留生育功能的手术

希望保留生育功能的极早期患者或者低风险恶性肿瘤(早期上皮性卵巢癌、低度恶性潜能肿瘤、生殖细胞肿瘤或恶性性索间质细胞瘤)可行保留生育功能的手术,即行单侧附件切除术,保留子宫和对侧卵巢。但需进行全面的手术分期以排除更晚期疾病,明确的儿童或青春期早期生殖细胞肿瘤可以不切除淋巴结。

7.辅助性姑息手术

对接受姑息治疗的晚期卵巢癌患者,如有可能需要行以下辅助性手术:腹腔穿刺术或留置腹膜透析导管,胸腔穿刺术或胸膜融合术或胸腔镜下留置胸腔导管,放置输尿管支架或肾造瘘术,胃造瘘术或放置肠道支架或手术缓解肠梗阻。

(二)化疗

1.卵巢上皮性癌的一线化疗

卵巢上皮性癌的一线化疗方案包括 6 种。紫杉醇+顺铂(TP)腹腔静脉联合化疗;紫杉醇、卡铂(TC)静脉化疗;多西紫杉醇、卡铂(DC)静脉化疗;剂量密集型 TC 静脉化疗(dd-TC);紫杉醇+卡铂(TC)低剂量周疗静脉化疗;TC 静脉化疗联合贝伐珠单抗。国内应用的顺铂+环磷酰胺(PC)对于某些经济困难的患者仍有价值。

2.卵巢癌的新辅助化疗

新辅助化疗后行间歇性细胞减灭术的做法目前仍有争议。对于肿瘤较大的、无法手术的Ⅲ～Ⅳ期患者可考虑进行新辅助化疗,但须由妇科肿瘤专科医师确定。化疗前必须有明确的病理诊断结果(可通过细针抽吸、活检或腹水穿刺获得)。新辅助化疗一般3个疗程。新辅助化疗的临床意义主要是可以明显改善手术质量,提高手术彻底性,但是并不能提高卵巢癌患者的生存率。NCCN专家组认为,在将新辅助化疗作为有潜在切除可能的患者的推荐治疗方法之前,还需要更多的研究数据。在美国,先做肿瘤细胞减灭术然后再化疗仍是最先考虑的治疗方法。

3.紫杉醇过敏的替代方案

临床上少数患者可能出现对紫杉醇的变态反应,作为替代方案,拓扑替康＋顺铂方案的临床疗效已经得到肯定,可作为一线方案的补充。

4.卵巢癌的维持治疗

在缺乏循证医学证据的情况下,目前尚不作为临床的常规治疗。2015年NCCN指南提出Ⅱ、Ⅲ、Ⅳ期患者完成了初始全部治疗、获得完全缓解后可考虑加入第二辅助治疗,帕唑帕尼作为ⅡB类推荐。紫杉醇维持治疗只是3类推荐。

(三)放疗

某些肿瘤对放疗非常敏感(如无性细胞瘤),对于残余瘤或淋巴结转移可行标记放疗。对于肿瘤体积较小的Ⅲ期卵巢癌患者,全腹腔放疗已经不再作为初始治疗或巩固治疗的治疗选择。

五、随访与监测

(一)病情监测

卵巢癌易于复发,应长期予以随访和监测。随访和监测内容如下。

(1)临床症状、体征、全身及盆腔检查,强调每次随诊盆腔检查的重要性。

(2)肿瘤标志物:CA125、AFP、HCG等。

(3)影像学检查:B超、CT及MRI。

(4)正电子发射显像。

(5)类固醇激素测定:雌激素、孕激素及雄激素(对某些肿瘤)。

(6)术后随访:术后1～2年内每2～4个月1次,术后3～5年每3～6个月1次,5年后每年1次。

(二)疗效评定

1.复发标准

复发标准:①盆腔检查发现肿物;②腹部检查发现肿物;③腹水出现;④腹水

出现,找到瘤细胞或肺部阴影;⑤淋巴结转移;⑥影像学检查(X线、CT、MRI、B超)及核素显像有阳性发现;⑦腹腔镜检查发现复发灶,并经病理学检查证实,腹腔冲洗液瘤细胞阳性;⑧CA125、HCG、AFP等肿瘤标记物转阳性。

2.评价标准

(1)手术切净肿物,临床已无可测量的观察指标。①缓解:临床上未发现上述复发标准;②复发:符合上述标准中任何1项。

(2)手术未切净肿块:临床仍有可测量观察指标。①缓解:肿瘤完全消失,标志物恢复正常达3个月以上;②进展:残留肿瘤生长超过原来肿瘤体积的50%。

六、卵巢交界性肿瘤或低度潜在恶性肿瘤的处理

卵巢交界性瘤占卵巢上皮性瘤的9.2%～16.3%,Ⅰ期为主。患者发病年龄较轻,平均34～44岁,合并妊娠者占9%。具有下列特点:①易发生于生育年龄的妇女;②常为早期,Ⅰ～Ⅱ期患者占80%;③在临床上有上皮卵巢癌的组织学特征,但缺少可确认的间质浸润,恶性程度较低;④对化疗不敏感;⑤多为晚期复发;⑥复发多仍为卵巢交界瘤。

(一)处理原则

手术为交界性肿瘤的最重要、最基本的治疗,手术范围视患者年龄、生育状况及临床分期而定。①早期、年轻、有生育要求者:可在全面分期手术时仅行单侧附件切除术(保留子宫和健侧卵巢)。②晚期、年龄大或无生育要求者:行全子宫及双侧附件切除,大网膜、阑尾切除或施行肿瘤细胞减灭术。目前尚无证据显示淋巴结切除术会提高患者的生存率。有浸润性种植提示预后相对较差,对这些患者可以考虑采用与上皮性卵巢癌相同的治疗方式。

(二)原则上不给予术后辅助化疗

但亦有资料表明,对期别较晚、有浸润性种植和DNA为非整倍体的卵巢交界性肿瘤,术后也可施行3～6个疗程正规化疗(方案同卵巢上皮癌)。低度恶性潜能肿瘤复发或者持续性手术后残留,以前推荐考虑化疗或观察,2015年NCCN指南推荐以铂类为主的化疗(2A类)。

(三)预后与复发

卵巢交界性瘤恶性程度低、预后好,复发晚,复发率随时间推移而增加。交界性瘤复发,绝大多数病理形态仍为交界性,再次手术仍可达到较好的结果。

七、早期卵巢上皮性癌的处理

早期卵巢上皮癌是指FIGO Ⅰ、Ⅱ期卵巢癌。全面的分期手术是早期卵巢

上皮性癌最基本,也是最重要的治疗手段,通过手术早期卵巢上皮癌可以分为低危和高危两大类。低危组包括所有 FIGO I_A 和 I_B 期肿瘤分化好的患者,预后良好,90%以上患者可长期无瘤存活。高危组包括所有 I_A 和 I_B 中分化到低分化的癌患者,以及 I_C 期和所有卵巢透明细胞癌患者,预后不良。有高危因素的患者,30%~40%有复发的危险,25%~30%在首次手术后5年内死亡。这些患者在全面手术分期结束后,还需要进行辅助治疗,建议 TC 化疗3~6个疗程。

早期卵巢上皮癌与复发有关的高危因素:①包膜破裂;②肿瘤表面生长;③低分化(G_3);④与周围组织粘连;⑤透明细胞癌;⑥腹腔冲洗液阳性;⑦卵巢外转移。

早期卵巢上皮性癌的术后化疗指征包括以下几点。

(1)无精确手术分期,即未行大网膜切除和(或)腹膜后淋巴结清除术。

(2)透明细胞癌。

(3)中分化或低分化肿瘤(G_2、G_3)。

(4)卵巢表面有肿瘤生长(I_C)。

(5)肿瘤破裂或包膜不完整。

(6)肿瘤与盆腔粘连。

(7)腹水或腹腔冲洗液阳性(I_C)。

(8)化疗方案及疗程:应以紫杉醇和铂类药物为主,优先采用较为简便的化疗方案,如紫杉醇和卡铂(TC),以3~6个疗程为宜。

八、晚期卵巢上皮癌的处理

晚期卵巢上皮癌的标准治疗模式,治疗初始应进行满意的肿瘤细胞减灭术,尽最大可能使残余肿瘤直径<1 cm。对于满意的肿瘤细胞减灭术后的患者,应该和其讨论腹腔化疗的问题,应该积极使用 TP 腹腔静脉联合化疗,当然其他化疗方案也是好的选择(如 TC、DC、dd-TC),如果经济条件好,TC 与贝伐珠单抗联合也是好的治疗措施。对于未能行满意的肿瘤细胞减灭术者,建议使用静脉化疗(如 TC、DC、dd-TC)。另外,如果患者在首次肿瘤细胞减灭术后残余肿瘤数量相当多,可以给予2~3个疗程的新辅助化疗,紧接着行间歇性肿瘤细胞减灭术,术后再予6个疗程的化疗(总疗程8~9个)。

晚期卵巢上皮癌影响预后的因素或危险因素如下。

(1)年龄:年轻者(≤50岁)预后较好。

(2)期别:是主要因素,期别越晚,预后越差。

（3）病理分级：高、中、低分化的 5 年生存率分别为 59％、25％、7％。

（4）初次手术肿瘤切除的彻底性，或残留肿瘤体积大小。残留愈大，预后愈差。

（5）肿瘤组织类型：浆液性癌、透明细胞癌较黏液性癌及子宫内膜样癌，预后差。

（6）腹膜后淋巴结转移阳性，预后差。

（7）肿瘤细胞减灭术后 4 周的血清 CA125 水平下降不满意（不及术前的50％）或术后 2 个月未降至正常，预后差。

九、复发性卵巢上皮癌的诊断与治疗

（一）复发性卵巢癌的定义

1.复发

经过满意的肿瘤细胞减灭术和正规足量的化疗达到临床完全缓解，停药半年后临床上再次出现肿瘤复发的证据，视为复发。

2.未控

虽然经过肿瘤细胞减灭术和正规足量的化疗，但肿瘤仍进展或稳定，二探手术发现残余灶，或停化疗半年之内发现复发证据，均视为未控。

（二）卵巢癌复发的迹象和证据

卵巢癌复发的迹象和证据：①CA125 升高；②出现胸腔积液、腹水；③体检发现肿块；④影像学检查发现肿块；⑤不明原因肠梗阻。

只要存在上述中的两项就要考虑肿瘤复发。复发的诊断最好有病理的支持。

（三）复发性卵巢癌的分型

1.化疗敏感型

定义为对初期以铂类药物为基础的治疗有明确反应，且已经达到临床缓解，停用化疗 6 个月以上病灶复发。

2.化疗耐药型

定义为患者对初期的化疗有反应，但在完成化疗相对短的时间内证实复发，一般认为完成化疗后 6 个月内的复发应考虑为铂类药物耐药。

3.生化复发

仅有 CA125 水平升高而无临床表现及影像学证据。

4.难治型

经过连续两种化疗方案,没有持续性临床获益。包括在初始化疗期间肿瘤稳定或肿瘤进展者。

(四)卵巢癌复发的治疗

(1)治疗前的准备。详细复习病史包括:①手术分期;②组织学类型和分级;③手术的彻底性;④残余瘤的大小及部位;⑤术后化疗的方案、途径、疗程、疗效;⑥停用化疗的时间;⑦出现复发的时间等。

(2)对复发性卵巢癌进行分型,对复发灶进行定位分析。

(3)对患者的生活状态(PS)进行评分,对患者重要器官的功能进行评估。

(五)治疗基本原则

目前观点认为对于复发性卵巢癌的治疗目的一般是趋于保守性的,因此在选择复发性卵巢癌治疗方案时,对所选择方案的预期毒性作用及其对整个生活质量的影响都应该加以重点考虑。在制订二线化疗方案时,常把耐药型和难治型卵巢癌考虑为一组,而对铂类药物敏感的复发癌常被分开考虑。

对复发性卵巢癌的治疗应该个体化,分层进行治疗。耐药和难治型卵巢癌对再次治疗的反应率很低,仅为 $10\%\sim15\%$。多发部位的复发灶和复发瘤的直径>5 cm 也提示对再次治疗反应差。敏感型卵巢癌,尤其是有较长无瘤缓解的患者,对再次治疗有很好的疗效。对这一部分复发患者应该积极进行治疗。根据患者的不同情况选择适当的治疗时机。对复发性卵巢癌的治疗是姑息性的,在制订治疗方案时要充分考虑到患者的生存质量和各种治疗方案的毒副作用。

(六)复发性卵巢癌的化疗

NCCN 专家组认为目前没有任何一种单药方案可以被推荐用于复发性卵巢癌的化疗。铂类敏感的复发病例仍推荐使用以铂类为基础的联合化疗(1 类)。化疗方案包括:卡铂/紫杉醇(1 类)、卡铂/紫杉醇周疗、卡铂/多西他赛、卡铂/吉西他滨(已证明可延长无进展生存期)、卡铂和多柔比星脂质体(1 类)、或顺铂/吉西他滨。对于铂类耐药的病例,首选非铂类单药(多西他赛、口服依托泊苷、吉西他滨、多柔比星脂质体、紫杉醇周疗、拓扑替康)。其他可能有效的药物包括六甲蜜胺、卡培他滨、环磷酰胺、异环磷酰胺、伊立替康、美法仑、奥沙利铂、紫杉醇、纳米紫杉醇(即清蛋白结合型紫杉醇)、培美曲塞和长春瑞滨。纳米紫杉醇的总缓解率为 64%。六甲蜜胺和异环磷酰胺的缓解率分别为 14% 和 12%。

尽管贝伐单抗可能引起动脉栓塞和肠穿孔,但其对于铂类敏感和铂类耐药患者均有效(有效率 21%)。卡培他滨对于紫杉类和铂类耐药患者有一定疗效。此外,对于无法耐受细胞毒性药物或使用这些药物后效果不佳的患者,使用他莫昔芬或其他药物(包括阿那曲唑、来曲唑、醋酸亮丙瑞林或醋酸甲地孕酮)进行内分泌治疗也是一种选择。

每 2~4 个疗程化疗后(取决于所用的药物)均应行临床评估,以判断患者是否从化疗中获益。曾接受连续 2 种以上不同化疗方案而无临床获益的患者,再次治疗时获益的可能性很小。应该根据患者的个体情况选择支持治疗、继续治疗还是参与临床试验。

(七)复发性卵巢癌的手术治疗

手术对复发性卵巢癌的治疗价值尚未确定,手术的指征和时机还存在一些争论。

(1)复发性卵巢癌的手术治疗主要用于 3 个方面:①解除肠梗阻;②>12 个月复发灶的减灭;③切除孤立的复发灶。

(2)二次减灭术的适应证:初次化疗结束后复发间隔时间>12 个月;病灶孤立可以完整切除;无腹水。鼓励患者参加临床试验评估二次减瘤术是否能真正获益。术前进行计算机体层显像检查,评估复发病灶切净程度,选择性进行再次肿瘤细胞减灭术,可使患者获益。

(八)化疗敏感型复发的治疗

停用化疗时间越长,再次治疗缓解的可能性越大,对这类患者的治疗应该采取积极的态度。对于>12 个月复发的孤立可切除病灶,可考虑先行手术切除,然后再化疗。对于敏感型复发的化疗主要选用 TC 方案,吉西他滨与卡铂的联合以及脂质体多柔比星与卡铂的联合也是不错的选择,还有拓扑替康与铂的联合效果也是很好的。

(九)生化复发的治疗

生化复发是否立即处理仍有争议。原来从未接受过化疗的患者,应作为新诊断病例处理,进行必要的影像学检查和细胞减灭术,然后根据前文中推荐的方案进行处理。对于原来已接受过化疗的生化复发患者,立即开始治疗并不能使患者获益,建议患者参与临床试验或暂时推迟治疗时间(观察)直到出现临床症状。

(十)耐药和难治型复发的治疗

大约发生于 20％的患者,这类患者对二线化疗的有效反应率最低,治疗效果很不理想,除了为解除肠梗阻外,一般不考虑手术治疗。对于耐药型复发的患者治疗原则应该是改善生活质量、控制肿瘤的进展,最大限度地延长无铂间期,最好采用无铂单药治疗。改善患者的生活质量应为主要的治疗目标。

(十一)卵巢癌复发合并肠梗阻的治疗

肠梗阻是复发性卵巢癌患者最常见和最难处理的问题。化疗对大部分肠梗阻患者的疗效不佳,姑息性的保守治疗是较为合适的选择(激素、止痛药、止吐药、胃肠减压和 TPN 等)。选择手术治疗应该谨慎,多处梗阻和多个复发灶手术很难奏效,而且并发症很多(10％～15％的患者将会在手术后 8 周内死亡,40％的患者手术没有任何效果)。对孤立的复发灶,仅一个部位的梗阻和对化疗敏感的患者手术可能会有一定的疗效,对肠梗阻患者进行评分有助于临床医师决定是否进行手术。

(十二)开始治疗的时机和指征

临床上有下列情况可考虑开始进行复发性卵巢癌的治疗:①临床上有症状,临床或影像学检查有复发的证据,伴有或不伴有 CA125 的升高;②临床上没有症状,但 CA125 升高,临床或影像学检查发现＞3 cm 的复发灶;③虽然没有临床和影像学检查的复发证据,但有症状和 CA125 的明显升高。

十、卵巢恶性生殖细胞肿瘤的治疗

卵巢恶性生殖细胞肿瘤是指来源于胚胎性腺的原始生殖细胞而具有不同组织学特征的一组肿瘤,占所有卵巢恶性肿瘤的 5％。

(一)临床特点

(1)多发生于年轻的妇女及幼女。

(2)多数生殖细胞肿瘤是单侧的。

(3)即使复发也很少累及对侧卵巢和子宫。

(4)有很好的肿瘤标志物(AFP、HCG)。

(5)对化疗敏感。近年来,由于找到有效的化疗方案,使其预后大为改观。卵巢恶性生殖细胞肿瘤的 5 年存活率分别由过去的 10％提高到目前的 90％。大部分患者可行保留生育功能的治疗。

(二)病理分类

主要的组织病理分类如下:①未成熟畸胎瘤;②无性细胞瘤;③卵黄囊瘤;④胚胎癌;⑤绒癌;⑥混合型恶性生殖细胞肿瘤。

(三)诊断

卵巢恶性生殖细胞肿瘤在临床表现方面具有一些特点。如发病年龄轻、肿瘤较大、肿瘤标志物异常、很易产生腹水、病程发展快等。应注意到肿瘤的这些特点,给予及时诊断。特别是血清甲胎蛋白(AFP)和人绒毛膜促性腺激素(HCG)的检测可以起到明确诊断的作用。卵黄囊瘤可以合成 AFP,卵巢绒癌可分泌 HCG,这些都是很特异的肿瘤标志物。血清 AFP 和 HCG 的动态变化与癌瘤病情的好转和恶化是一致的,临床完全缓解的患者其血清 AFP 或 HCG 值轻度升高也预示癌瘤的残存或复发。虽然血清 AFP 和 HCG 的检测对卵巢内胚窦瘤和卵巢绒癌有明确诊断的意义,但卵巢恶性生殖细胞肿瘤的最后确诊还是依靠组织病理学的诊断。

(四)治疗

1.治疗的目标

治疗的目标是治愈。

2.主要的治疗方式

手术(剖腹探查进行手术分期、保守性单侧卵巢切除、切除容易切除的转移灶)和化疗(ⅠA 期的无性细胞瘤和ⅠA 期 1 级的未成熟畸胎瘤除外)。保留生育功能是治疗的原则。

(1)手术治疗:由于绝大部分恶性生殖细胞肿瘤患者是希望生育的年轻女性,常为单侧卵巢发病,即使复发也很少累及对侧卵巢和子宫,更为重要的是卵巢恶性生殖细胞肿瘤对化疗十分敏感。因此,手术的基本原则是无论期别早晚,只要对侧卵巢和子宫未受肿瘤累及,均应行保留生育功能的手术,即仅切除患侧附件,同时行全面分期探查术。对于复发的卵巢生殖细胞肿瘤仍主张积极手术。

(2)化疗:恶性生殖细胞肿瘤对化疗十分敏感。根据肿瘤分期、类型和肿瘤标志物的水平,术后可采用 3~6 个疗程的联合化疗。生殖细胞肿瘤最有效的化疗方案是博来霉素＋依托泊苷＋顺铂(BEP)。所有的生殖细胞肿瘤,除了ⅠA 期 1 级的未成熟畸胎瘤,都应该进行单侧卵巢切除术和手术分期,紧接着 4~6 个疗程的 BEP 化疗。有肿瘤标志物升高的患者,化疗应持续至肿瘤标志物降至正常后 2 个疗程。Ⅰ A 期1 级未成熟畸胎瘤术后不需要进一步化疗。

（3）放疗：为手术和化疗的辅助治疗。无性细胞瘤对放疗最敏感，但由于无性细胞瘤的患者多年轻，要求保留生育功能，目前放疗已较少应用。对复发的无性细胞瘤，放疗仍能取得较好疗效。

（4）随访和监测：与卵巢上皮性肿瘤类似，内容包括盆腔检查、肿瘤标志物和影像学检查（CT、USG、PET）。

（5）预后情况。5 年存活率：Ⅰ期 95％，Ⅱ期 70％，Ⅲ期 60％，Ⅳ期 30％。

十一、卵巢性索间质肿瘤的处理

（一）诊断

卵巢性索间质肿瘤占卵巢恶性肿瘤的 5％～8％，成人型颗粒细胞肿瘤（95％）发生在绝经期，发病平均年龄为 50～53 岁。青少年型颗粒细胞肿瘤（5％）发生在 20 岁之前。颗粒细胞瘤常产生雌激素，75％的病例与假性性早熟有关，25％～50％的中老年女性病例与子宫内膜增生过长有关，5％与子宫内膜腺癌有关。支持细胞-间质细胞瘤属低度恶性，通常发生在 30～40 岁妇女，多数是单侧发生。典型的支持细胞-间质细胞肿瘤会产生雄激素，70％～85％的病例会有临床男性化的表现。虽然该类肿瘤多有性激素刺激的症状，但每一种性索间质肿瘤的诊断完全是根据肿瘤的病理形态，而不以临床内分泌功能及肿瘤所分泌的特殊激素来决定。

（二）处理原则

治疗的目标是治愈。主要的治疗方式为手术和化疗。性索间质肿瘤较少见，并具有不可预测的生物学行为的特征。多数性索间质肿瘤（如纤维瘤、泡膜细胞瘤、支持细胞瘤、硬化性间质瘤等）是良性的，应按良性卵巢肿瘤处理。有些是低度或潜在恶性的（如颗粒细胞瘤、间质细胞瘤、环管状性索间质瘤等），处理方案如下。

（1）由于多数肿瘤是单侧发生，对于早期、年轻的患者可行单侧附件切除术及分期手术，保留生育功能。

（2）对于期别较晚或已经完成生育的年龄较大患者，适合行全子宫双附件切除，进行手术分期，或行肿瘤细胞减灭手术。

（3）还没确定最佳的辅助治疗方案，仅在存在低度恶性转移灶和残余肿瘤的时候才有化疗的指征。可以使用 4～6 个周期的 BEP、VAC（长春新碱、放线菌素 D 和环磷酰胺）或 PAC（顺铂、多柔比星和环磷酰胺）。分化不良的、或Ⅱ

期及以上期别的支持细胞-间质细胞肿瘤更有可能复发,术后需要行辅助化疗。

(4)因为这类肿瘤多数具有低度恶性、晚期复发的特点,故应坚持长期随诊。

(三)患者预后

颗粒细胞肿瘤的 10 年存活率为 90%,20 年存活率为 75%。支持细胞-间质细胞肿瘤的 5 年存活率为 70%～90%。

参 考 文 献

[1] 孙兆田.实用肿瘤基础与临床实践[M].天津:天津科学技术出版社,2019.

[2] 李雪芹.肿瘤与病理[M].长春:吉林科学技术出版社,2020.

[3] 胡显良.实用肿瘤学诊疗常规[M].天津:天津科学技术出版社,2019.

[4] 任保辉.肿瘤综合防治[M].北京:科学技术文献出版社,2020.

[5] 曹秀峰.临床肿瘤学理论与实践[M].天津:天津科学技术出版社,2019.

[6] 王珏.现代肿瘤临床诊疗[M].北京:科学技术文献出版社,2020.

[7] 林劼.现代临床肿瘤诊治精要[M].北京:科学技术文献出版社,2019.

[8] 刘炜.现代肿瘤综合治疗学[M].西安:西安交通大学出版社,2018.

[9] 孙建衡,盛修贵,白萍,等.妇科肿瘤学[M].北京:北京大学医学出版社,2019.

[10] 王嘉伟.肿瘤诊断与治疗[M].长春:吉林科学技术出版社,2020.

[11] 徐静.现代肿瘤学诊治基础与临床[M].昆明:云南科技出版社,2019.

[12] 王丹.常见肿瘤临床诊疗与新进展[M].北京:科学技术文献出版社,2019.

[13] 张绪风.肿瘤疾病临床诊治[M].天津:天津科学技术出版社,2020.

[14] 宋巍,杨海波.肿瘤诊断与防治[M].昆明:云南科技出版社,2018.

[15] 吴隆秋.现代肿瘤临床诊治[M].天津:天津科学技术出版社,2018.

[16] 易彤波.肿瘤疾病应用与进展[M].天津:天津科学技术出版社,2020.

[17] 宋晓燕,姜睿,王晓彬.新编肿瘤诊疗学[M].南昌:江西科学技术出版社,2018.

[18] 赵达.现代肿瘤学[M].北京:科学出版社,2020.

[19] 莫益俊.实用肿瘤疾病基础与临床[M].昆明:云南科技出版社,2019.

[20] 陈芹.实用临床肿瘤诊断与治疗[M].北京:科学技术文献出版社,2019.

[21] 陈兆红.临床内科肿瘤学[M].哈尔滨:黑龙江科学技术出版社,2020.

[22] 孔锦.现代肿瘤综合治疗新进展[M].哈尔滨:黑龙江科学技术出版社,2019.

［23］刘扬帆.肿瘤科临床诊断与治疗学［M］.北京:中国纺织出版社,2019.

［24］贾筠.恶性肿瘤的综合治疗［M］.北京:科学技术文献出版社,2020.

［25］张慧珍.妇科恶性肿瘤诊断与治疗［M］.北京:科学技术文献出版社,2019.

［26］徐燃.新编肿瘤临床诊治［M］.天津:天津科学技术出版社,2020.

［27］朱利楠.肿瘤综合治疗学精要［M］.哈尔滨:黑龙江科学技术出版社,2019.

［28］刘庆.现代肿瘤诊断与治疗学［M］.福州:福建科学技术出版社,2019.

［29］王国杰.实用肿瘤基础与临床［M］.天津:天津科学技术出版社,2019.

［30］张晶晶.精编肿瘤综合治疗学［M］.北京:中国纺织出版社,2019.

［31］谢彦良.现代肿瘤内科学［M］.长春:吉林科学技术出版社,2018.

［32］高海峰.肿瘤疾病诊疗与预防［M］.长春:吉林科学技术出版社,2020.

［33］常威.肿瘤常见疾病诊治精要［M］.武汉:湖北科学技术出版社,2018.

［34］罗清,彭宜波,吴海霞.新编实用肿瘤学［M］.天津:天津科学技术出版社,2019.

［35］李超.常见肿瘤诊断与治疗［M］.天津:天津科学技术出版社,2019.

［36］牛星燕,张冬萍,李飞霞,等.卵巢恶性肿瘤化疗研究进展［J］.国际妇产科学杂志,2020,47(2):125-128.

［37］龚珂,屈佳肴,刘香婷,等.肺癌相关肿瘤标志物研究进展［J］.医学理论与实践,2020,33(5):713-714.

［38］方成,袁青玲,徐娟俐.阿帕替尼治疗胃癌和食管胃结合部腺癌伴肝转移患者的临床观察［J］.临床肿瘤学杂志,2018,23(1):61-66.

［39］李蕴潜.脑膜瘤的诊断与治疗［J］.中国微侵袭神经外科杂志,2020,25(7):289-291.

［40］朱惠云,李敏.胰腺癌的治疗进展［J］.中华胰腺病杂志,2020,20(6):409-411.